常見病藥膳調養叢書 6

糖尿病四季飲食

王耀獻
譚海川 編著
李繼瑞

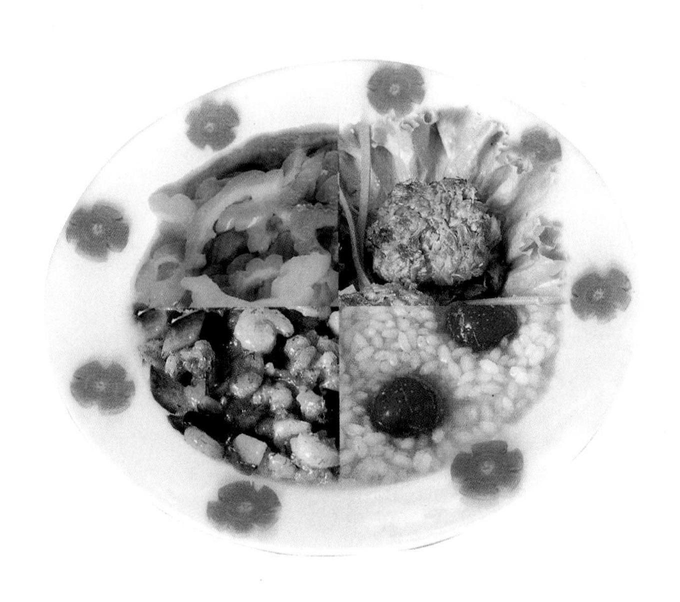

品冠文化出版社

國家圖書館出版品預行編目資料

糖尿病四季飲食 / 王耀獻 譚海川 李繼瑞 編著；.
－ 初版 －臺北市：品冠文化，2003〔民92〕
面 ；21 公分－（常見病藥膳調養叢書；6）
ISBN 957-468-194-7（平裝）
1. 糖尿病 2. 食物治療 3. 藥膳
415.85 91021939

常見病藥膳調養叢書 ⑥

糖尿病四季飲食

編著者／王 耀 獻、譚 海 川、李 繼 瑞
發行人／蔡 孟 甫
出版者／品冠文化出版社
社　址／台北市北投區（石牌）致遠一路2段12巷1號
電　話／（02）28233123・28236031・28236033
傳　真／（02）28272069
郵政劃撥／19346241
E－mail／dah_jaan@pchome.com.tw
登記證／北市建一字第227242
承印者／深圳中華商務聯合印刷有限公司
地　址／深圳市福田區車公廟工業區205棟
初版1刷／2003年（民92年） 2月
ISBN 957-468-194-7

定價／200元

前 言

食療是在中醫理論指導下，經過千百年實踐而形成的獨特的理論體系，為歷代醫家所推崇，也為歷代百姓所應用。在科學技術高度發達的今天，人們仍喜歡用食療來調整人體的陰陽平衡，補充營養物質，達到防病治病的目的。然而，食療並非對人人有益，有的疾病與飲食關係密切，有的疾病則關係不大，而且藥膳是不可以亂用的。因為中國一年四季的氣候變化較大，中醫學認為，乾燥的氣候容易傷腎，偏熱偏寒的氣候容易傷心肺，多風或大風的氣候容易傷肝，寒濕或濕熱的氣候容易傷脾胃，所以，應根據氣候變化特點，擇時進行補益。但是，如何做到合理安排病人飲食，怎樣用藥食兩用的物品做成藥膳，則是擺在人們面前的難題。為了滿足廣大讀者的願望，我們組織這方面的專家，編寫了這套“常見病藥膳調養叢書”。

這套叢書包括《脂肪肝四季飲食》、《高血壓四季飲食》、《慢性腎炎四季飲食》、《高脂血症四季飲食》、《慢性胃炎四季飲食》、《糖尿病四季飲食》、《癌症四季飲食》七個分冊。均由臨床經驗豐富的藥膳專家編寫、製作。這七種書不僅介紹了疾病的防治常識、疾病與飲食的關係、四季飲食膳方以及常用防治疾病的食物和藥物。還詳細介紹了每款膳食的原料、製作方法、食用方法以及功效主治，並配以彩色圖片。從而突出了可操作性和有效性，可使讀者能夠準確地使用補益類中藥，正確地製作防病膳食，安全地擇時應用，有利於強身保健。

人人需要健康，人人渴望健康，但實現人人健康，重要的是要從自己做起，要養成健康的習慣，調整心態，平衡飲食，加強鍛鍊。願本書能為您的健康提供幫助，成為您生活中的朋友。

編著者

目 錄

一 認識糖尿病

二 糖尿病飲食宜忌

三　糖尿病飲食治療實施方法

四　糖尿病的四季飲食安排

春季飲食

夏季飲食

秋季飲食

冬季飲食

附 錄

一 認識糖尿病

1 什麼是糖尿病

糖尿病是由於遺傳因素和環境因素長期共同作用所導致的一種慢性、全身性、代謝性疾病。由於各種原因造成胰島素供應不足或胰島素在靶細胞不能發揮正常生理作用，引起血糖持續升高，尿糖出現，發生糖類、脂肪、蛋白質代謝紊亂而影響正常生理活動的一種疾病。

2 高血糖對身體有哪些危害

血液中的葡萄糖主要來自我們每日所吃的食物，葡萄糖通過消化道直接吸收入血液，到達各個組織並為各組織提供能量。但當葡萄糖進入肌肉、脂肪等組織細胞時，需要胰島素與靶細胞上的胰島素受體結合後，才能完成進入。如果由於種種原因造成了體內胰島素缺乏，就會出現高血糖。長期的高血糖使全身各臟器及組織均發生病理改變：

（1）全身廣泛的毛細血管管壁增厚，管腔變細，紅細胞不易通過，組織細胞缺氧。

（2）腎臟出現腎小球硬化、腎乳頭壞死等。

（3）眼底視網膜毛細血管出現微血管瘤、眼底出血、滲出等。

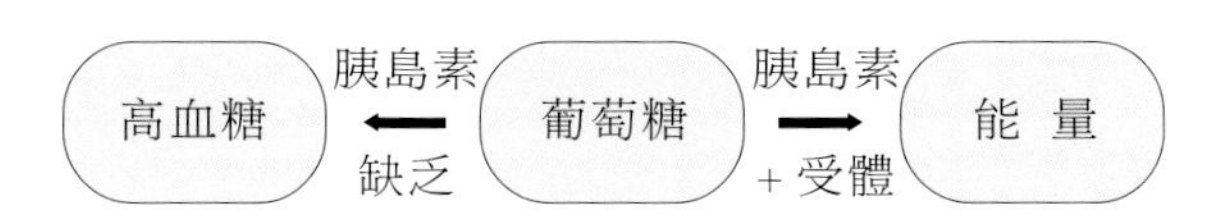

（4）神經細胞變性，神經纖維發生節段性脫髓鞘病變。

（5）心、腦、下肢等多處動脈硬化。高血糖常伴有高血脂、冠狀動脈、腦血管及下肢動脈硬化。且比一般正常人發生得早而且嚴重。

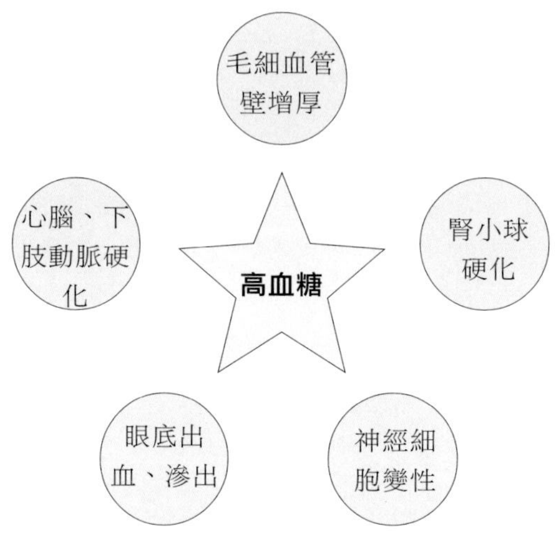

3 糖尿病的症狀

隨着人體內正常的降糖系統發生紊亂，體內血糖的水平持續升高，當達到某一水平時（腎糖閾）機體相應地將血中多餘的葡萄糖通過尿排出體外，這就稱為“糖尿”，由此可能產生一系列糖尿病的常見症狀：

（1）每天排出大量的尿液：包括多尿（尿的總量增多）和夜尿（指夜間排尿的次數增多），這樣可以通過尿液排出過多的糖。

（2）口渴與多飲：當人的身體大量排出尿液時，會因缺水而導致口渴，通過多喝水來解決口渴。

（3）多食：血中過多的葡萄糖不能被機體利用，只能靠多吃食物來彌補體內能量的不足。

（4）體重下降：機體組織無法從葡萄糖獲得能量，只能分解體內儲存的脂肪和蛋白質。長期入不敷出，使體重逐漸下降。

（5）極度疲乏：機體組織細胞缺乏能量來源所致。

（6）皮膚瘙癢：高血糖刺激了神經末梢，並且尿中有糖，可以作為細菌、真菌的生長培養基，容易發生癤、癰等皮膚感染或外陰瘙癢。

（7）視力下降或視物模糊：高血糖對眼內液和眼底血管的影響可能導致視力下降或視物模糊。

（8）其他：如手足麻木、心慌氣短、腹瀉、便秘、尿瀦留或陽痿等糖尿病慢性併發症的表現。

但需注意的是，有許多患者並無典型的糖尿病症狀，僅在眼科、婦科等病就診體檢時，化驗檢查出高血糖，從而診斷為糖尿病。

4　Ⅰ型糖尿病

Ⅰ型糖尿病，以往稱為胰島素依賴型糖尿病，約佔糖尿病人總數的10%，常發生於兒童和青少年。研究發現，某些病毒如柯薩奇B_4病毒、腮腺炎病毒、心肌炎病毒等也可導致胰島感染，造成糖尿病。Ⅰ型糖尿病發病時糖尿病症狀較明顯，容易發生酮症，即有酮症傾向，需依靠外源胰島素存活，一旦中止胰島素治療則威脅生命。在接受胰島素治療後，胰島B細胞功能改善，B細胞數量也有所增加，臨床症狀好轉，可以減少胰島素的用量，這就是所謂的“蜜月期”。可持續數月。過後病情進展，仍然要靠外源胰島素控制血糖水平和遏制酮體生成。

5　Ⅱ型糖尿病

Ⅱ型糖尿病與Ⅰ型不同，稱為非胰島素依賴型糖尿病，約佔糖尿病人總數的90%。發病年齡多在35歲以後，起病緩慢、隱匿，部分病人是在健康檢查或檢查其他疾病時發現的。Ⅱ型糖尿病人中約60%是體重超重或肥胖，長期的過量飲食，攝取高熱量，體重逐漸增加，以致肥胖；肥胖後導致胰島素抵抗，血糖升高，無明顯酮症傾向。多數病人在飲食控制及口服降糖藥治療後可穩定控制血糖；但仍有一些病人，尤其是非肥胖的病人，需要外源胰島素控制血糖。因此，外源胰島素治療不能作為Ⅰ型和Ⅱ型糖尿病的鑑別指標。

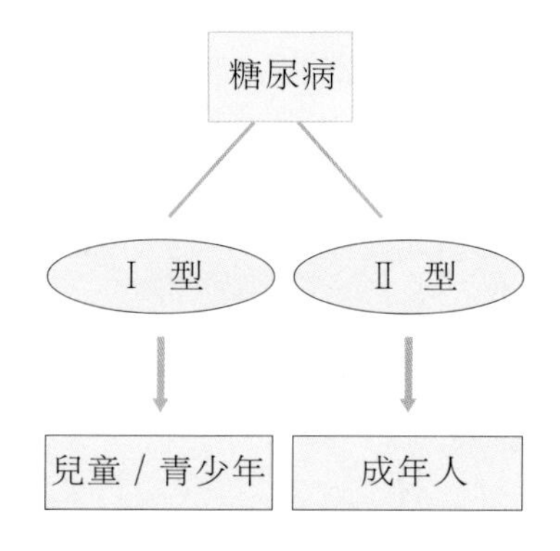

6 哪些人易患糖尿病

糖尿病可發生於任何年齡，但總的來講，30歲以上的成年人較多。Ⅰ型糖尿病多發生於兒童及青少年，但這類病人僅佔糖尿病總人數的10%左右；Ⅱ型糖尿病人佔總人數的90%，多為35歲以後的成年人，而且體重超重或肥胖者佔大多數。因此，糖尿病比較容易發生在成年之後，特別是參加工作以後，由於體育活動減少，並且營養過剩，導致體重增加後而發病。一般而言具有以下因素的人比較容易患Ⅱ型糖尿病：

（1）父母、兄弟姐妹或其他親屬有糖尿病的。

（2）體形肥胖者。

（3）生過4千克以上巨大胎兒的婦女。

（4）吸煙者。

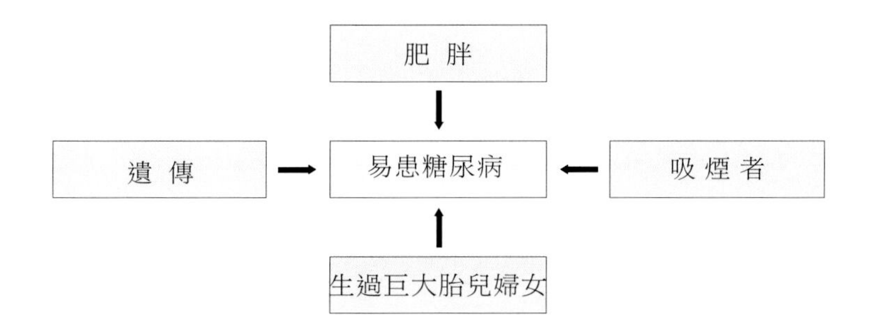

7 糖尿病能否根治

糖尿病是多基因、多因素所致的代謝綜合症。根治糖尿病是醫患共同的願望，但至今尚未能找到根治的藥物和方案。糖尿病雖不能根治，但是完全可以得到滿意的控制。糖尿病人應堅持正規治療、長期治療，千萬不能輕信任何藥物、保健品、食品或其他治療手段能夠根治糖尿病的說法而中止正規治療，以致貽誤病情。

8 糖尿病治療的五種方案

糖尿病目前的治療方案包括心理治療、運動治療、飲食治療、口服降糖藥物治療及胰島素治療。被目前醫學界稱為糖尿病治療的“五駕馬車”。

(1）心理治療包括解除患者的疑慮、擔心、害怕等心理，以科學的態度進行宣傳教育。使病人得到較為科學而滿意的解答。對病人麻痺、輕視、滿不在乎、盲目樂觀的思想，如對用藥、飲食、生活隨意增減和輕易更換等，應進行科學的教育，進行對本病發生、發展、轉化規律和具體防治措施的教育。例如根據血糖、血脂、尿糖的高低調整飲食及用藥等等。

(2）運動治療能增強體質，改善肌糖原氧化代謝，增強肌肉活力，能減輕肥胖患者的體重，消耗能量，增加胰島素受體的敏感性，能夠使肌肉利用脂肪，降低甘油三酯、低密度脂蛋白水平，增高高密度脂蛋白，減少心血管併發症，提高生活質量。

（3）糖尿病人進行飲食治療，可使體重向正常方向發展，血脂和血糖控制在優良範圍，提高健康水平，改善生活質量，少發生或延緩發生併發症，延長生命。所以努力調節飲食結構和總熱量，是治療糖尿病的基本措施，其他治療都是輔助措施。打個比方：60千克體重的病人只要多吃15克糖，血糖高就可以比原來增加100毫克/分升，而1單位胰島素只能轉化2克糖，15克糖需要7.5單位胰島素才能轉化完。可見食量的增加對糖尿病人的血糖影響是多麼大。供給合理的熱量的同時還應重視飲食結構和成分，這些內容在以下的章節還會詳細談到。

（4）口服降糖藥的應用在臨床中主要有三類：

1. 磺脲類降糖藥能夠刺激胰島素β－細胞及時分泌胰島素，且能抑制α－細胞分泌胰高血糖素，從而達到降糖的目的。主要用於體重正常的Ⅱ型糖尿病人，對於Ⅰ型糖尿病及胰島β－細胞功能已喪失的Ⅱ型糖尿病人無效。目前臨床應用的藥物有D860、優降糖、美吡達、達美康、糖適平等。

2. 雙胍類降糖藥通過抑制腸道對糖的吸收及增加周圍組織對葡萄糖的利用來達到降糖的目的，主要適用於肥胖的Ⅱ型糖尿病人，目前常用的藥物有降糖類及二甲雙胍。

3. 葡萄糖苷酶抑制劑通過抑制小腸絨毛上的α－糖苷酶活性，延緩蔗糖向葡萄糖和果糖的轉化，達到降低餐後血糖水平的目的。目前常用的藥物為拜糖平。

（5）注射外源性胰島素能彌補體內胰島素分泌不足的影響，從而達到降血糖的目的。主要用於Ⅰ型糖尿病人及胰島β－細胞功能喪失的Ⅱ型糖尿病人，也應用於糖尿病患者在感染、手術等應激情況下。目前有短效、中效、長效三種胰島素可供選擇應用。

9 糖尿病患者四季飲食安排

糖尿病患者的體質特點為陰虛火旺、脾腎不足、多虛多瘀等，故其飲食安排除定時定量合理搭配外，還需注意結合體質、季節特點，做到辨體質、分季節、定熱量，達到四季飲食合理安排。

（1）春季氣候溫暖，一陽初升，糖尿病患者慎防上火，應多食平性蔬菜，以清淡、味甘、性平食物為主，做到升陽而不助火，清心而不障胃。

（2）夏季氣候暑熱，長夏陰雨多濕，糖尿病患者易中暑着濕，礙脾困腎，應以辛味清淡食物為主，做到清暑不傷陽、祛濕不傷陰。

（3）秋季氣候偏燥，為收氣季節，糖尿病患者應防燥火傷人，應以酸潤食物為主，做到潤燥不傷陽、護陰不耗氣。

（4）冬季氣候寒冷，而人類內中多火，糖尿病人應以稍苦平性食物為主，並注意保暖，做到清內熱不傷中氣、防外感不助內火。

二 糖尿病飲食宜忌

1 糖尿病飲食治療的注意事項

飲食療法的注意事項有以下幾個方面： 通過合理控制熱量的攝入，一方面減少體內胰島素的消耗量，另一方面使患者維持正常生活質量。 維持標準體重，使肥胖者減輕體重，以改善胰島素抵抗；消瘦者則使體重增加，增強機體對疾病的抵抗力。

2 人體有哪些營養素是從食物中攝取的

人體所需營養素共分為糖類（又叫碳水化合物）、蛋白質、脂肪、礦物質、維生素、水和膳食纖維共七大類。其中，能夠產生能量的營養素只有三種：碳水化合物、脂肪、蛋白質。

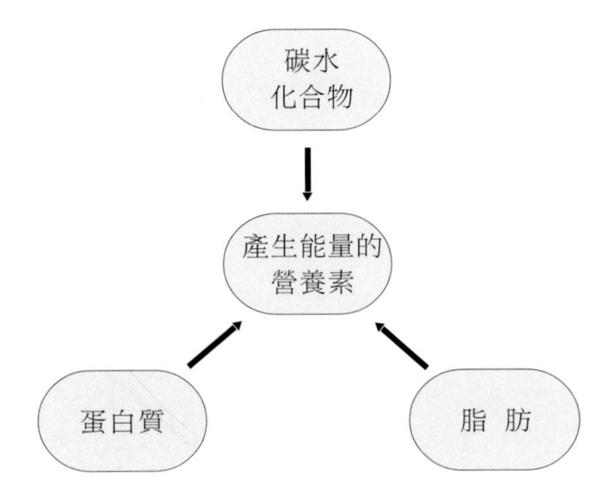

含碳水化合物（糖）豐富的食物種類有糖果、甜點、水果、穀物、部分根莖類蔬菜等。

含蛋白質豐富的食物有肉類、蛋類、禽類、魚類、奶製品、豆製品等。因為它們所含的氨基酸比例與人體本身蛋白相似，故稱為優質蛋白質。此外，蔬菜、水果也含有一定數量蛋白質，其蛋白質質量較優質蛋白差，故稱為非優質蛋白質。但在蛋白質攝入方面，有兩點需要注意：

(1) 蛋白質的攝入並非越多越好，進食過多的蛋白質，會加重腎臟的負擔，尤其是腎臟有病的患者，會導致病情加重。

各種食物都含脂肪，除食油外，動物性食物（如肉、禽、魚、蛋、奶等）和堅果類食物（如花生、葵花籽、桃核仁）都是脂肪含量豐富的食物。現代食物如油炸食品、漢堡包、沙律醬等也是高脂肪食物。

(2) 人體每日只需要極少一部分脂肪就能滿足生理需要，通常要求攝入脂肪的熱量應小於每日總熱量的30%。而高脂肪膳食是肥胖、高血壓、高血脂、冠心病的罪魁禍首。合理攝入脂肪是糖尿病飲食治療中的重要環節。

3 維生素對人體很重要

維生素是人體完成正常生理功能的必要成分，它能協助機體將脂肪、蛋白質、碳水化合物轉化為能量。人體對維生素的生理需要量極少，但由於多數維生素不能在人體合成或貯存，故需經常從食物中獲取。B族維生素在穀類、肉類、奶製品中存在，維生素C則在水果、蔬菜中廣泛存在。多存在於油脂、肉類、奶製品、全穀製品、硬果類食品中。

4 礦物質對人體的作用

礦物質是維持心臟、肌肉、神經系統正常功能和體液平衡的重要部分，也是骨骼、牙、血液和體液的重要成分。

對糖尿病而言，鉻是葡萄糖耐量因子的組成部分，能夠加強胰島素的作用。

礦物質廣泛存在於蔬菜、水果、穀類製品、肉類、魚類、奶製品中。

人體對礦物質需求極其微小，過多攝入某一類礦物質均有害身體健康。

5 糖尿病人需不需要限制飲水量

水是人體任何一項生理機能都必需的。人體內大約2/3的成分是水，水是生命之源。

糖尿病人往往有口渴多飲的症狀，因此，他們往往認為多飲水就是病情嚴重的表現而刻意或下意識地控制飲水量，以滿足心理需要。這是錯誤的、有害的。因為糖尿病人血液中含有較多糖蛋白而使血液粘度較高，多飲水可以稀釋血液，防止因血液過於粘稠而發生心腦血管疾病，多飲水可以稀釋尿液，減少尿液中有害成分對腎臟的損害，飲水在飢餓時可起飽腹作用，對控制飲食抵抗飢餓感有幫助。而且水本身參與人體的能量和物質代謝，是一種必不可少的營養素。應每天喝6～8杯水（約1500～2000毫升）。

但要注意，有心、腎功能異常的糖尿病人應適當控制水的攝入量，有尿少、浮腫時尤應注意，使總攝入量不超過排出量的500毫升。

6 糖尿病人能否喝酒

可以肯定地說：能。但應盡量不喝或少喝。因為，酒精對糖尿病患者是弊多利少：

（1）酒精是高熱能飲料，1克酒精可以產生29千焦的熱量，可能導致體重增加。同時，影響正常飲食量的調控，不利於飲食治療的執行。有人會問：如果將酒與食物按產生的熱量進行交換，不就可以飲酒嗎？這是片面的想法。因為酒精吸收、代謝迅速，同時刺激胰島素分泌，可能會產生一過性的高血糖和隨之而來的低血糖。

（2）服用磺脲類降糖藥時飲酒，可發生面部潮紅、心慌氣短等不良反應或加重低血糖反應。

（3）白酒中含有甲醇，它可以直接損害末梢神經，有可能加重糖尿病患者周圍神經的損害。

（4）長期飲酒可使血脂升高，促進動脈硬化，引起脂肪肝甚至肝硬化，增加心、腦血管病發生率。

由上可知，喝酒可帶來種種不利於身體健康的危險因素。但是，飲酒代表了一種社交時尚，難以完全不喝酒。因此，建議飲酒要掌握適當的時機，能不喝盡量不喝；即使喝酒也要在控制總熱量的基礎上，減少相應的主食，盡量選一些低熱量的酒品，不要相信那些糖尿病專用或無糖的啤酒。

但要注意，不要空腹飲酒，應盡量在飲酒前吃一些碳水化合物類的食品。否則，有出現低血糖的危險。

7 糖尿病人的吃鹽量是否應加以限制

據有關報道，食鹽能刺激澱粉酶的活性，加速對澱粉的消化和小腸對葡萄糖的吸收，從而造成血糖升高，故應限制鹽攝入量。

此外，過多攝入鹽，會導致高血壓，發生水腫，甚至心、腎功能衰竭。因此，必須減少食鹽攝入，但不能無鹽，鹽太少，會出現乏力、頭痛、厭食、惡心、嗜睡甚至昏迷。

8 糖尿病人能吃水果嗎

由於水果含糖，長期被排除在糖尿病患者的食品之外，不少患者有“家人吃瓜我吃皮”的經歷。其實，這大可不必。糖尿病人是可以吃水果的。水果含有多種維生素和礦物質，有益於健康。其口感好，有助於心情愉快。如何進食水果，關鍵在於吃水果的時機和時間。

(1) 吃水果的時機：在糖尿病控制理想的前提下，即空腹血糖＜140 毫克 / 分升，餐後 2 小時血糖＜180 毫克 / 分升，糖化血紅蛋白＜ 7.5% 。血糖沒有較大的波動，這時就可從容選用水果了。

(2) 吃水果的時間：一般將水果作為加餐用，也就是說在兩次正餐中間或睡前吃，可避免加重胰腺負擔而導致血糖升高。

但要注意，必須將水果的熱量計算到每日總熱量中，相應減少主食的份量。例如進食 200 克左右的蘋果或橘子就要相應減少主食 25 克。

9 正確對待市場上的糖尿病食品

市場上糖尿病的無糖或代糖食品五花八門，極大地豐富了患者的生活。但是，絕大多數無糖或代糖食品只是為了提高生活質量的糖尿病輔助食品，不具備降糖藥物的效果。進食無糖食品仍需控制飲食。以下按無糖或代糖食品的種類簡要說明：

(1) 主食類：指市場上無糖糕點、月餅等米麵類製品。由於它們本身仍由麵粉製作，食用時應計入主食量。

(2) 飲料、冷飲類：如無糖雪糕、無糖飲料或純果汁。無糖雪糕含有奶類製品，食用時應將其計入每日食譜中奶製品的飲入量中；若無糖飲料使用阿斯巴為甜味劑，其所含熱量極低，可以比較放心飲用；天然果汁飲料含較多果糖，有一定熱量，需謹慎飲用，條件許可情況下應計入每日總熱量中，並減少相應的其他食品份量。

(3) 奶製品類：主要是無糖奶粉、巧克力。其應同普通奶製品一樣計算。

（4）水果糖：由甜味劑製成，所含熱量極少，可適當進食。

（5）烹調用糖：主要成分是阿斯巴糖、蛋白糖製品，熱量極少，可安全應用於烹調、調製飲料中。

10 多吃了食物，要不要相應增大降糖藥用量

飲食治療初期，不少患者飢餓難耐，常忍不住偷偷進食。進食後又擔心血糖太高，想加大降糖藥用量來降血糖。這是不可取的，也是有害的。一方面，進食量的增多，加重了胰島β細胞的負擔，加大降糖藥用量，則增加藥物毒副作用及低血糖發生的可能；另一方面，心理上總存在僥倖心理，日久夜長，會使飲食治療形同虛設。

11 飲食治療中感到飢餓難忍怎麼辦

糖尿病人在營養師指導下進行飲食治療時出現飢餓感，這時應首先找出飢餓的原因，採取相應的措施：

（1）首先了解易飢多食是糖尿病的常見症狀之一，隨着病情改善，症狀會隨之減輕。

（2）其次，飲食治療初期，進食量往往比原來明顯減少，胃腸道（或心理上）可能會不適應，但是適應一段時間後會逐步適應而減輕飢餓感。

（3）向專業醫生請教，排除因胰島素和口服降糖藥劑量不當而出現的飢餓感。

（4）排除是否因活動量暫時增大，使得消耗過多而出現症狀。如果是，則減少運動量。

（5）請營養師重新計算營養量及合理安排餐次。

（6）選用粗雜糧代替精細糧，或選含低碳水化合物高纖維的

食物。這樣，前者可以延長食物通過胃腸時間，增加其飽腹感；而後者的飽腹作用較強。

（7）少量多餐。從正餐的主食中分出小部分作為加餐用，加餐食物宜選用低熱量食品。

（8）宜清淡口味，細嚼慢咽。

12 如何使飲食療法堅持下去

一個人的飲食習慣是長年積累，緩慢形成的。由於患病而要改變它，往往令人感到極大的不適感，甚至排斥感。久而久之，無法使療法堅持下去。因此，必須要保持良好的心態面對飲食療法：

（1）首先要認識發病前的飲食雖然適合自己的口味，但未必是健康的生活習慣，甚至可能是糖尿病的發病因素。既然已經患了糖尿病，而飲食療法又是不可或缺的利於治療的終生療法之一，那麼，改變飲食習慣是必然的。正所謂“識時務者為俊傑”。何必到臨終時而後悔呢？

（2）認識到糖尿病飲食治療不是一種乏味的進餐方式，通過掌握熱量的計算，了解各種食物的成分及益處，合理調配食物，就可以配出豐富的菜譜。而且，飲食療法並非將原有口味完全改變。

（3）讓家人配合自己、監督自己。

三 糖尿病飲食治療實施方法

上面我們已經談了糖尿病飲食治療的一般知識。下面，我們將就如何計算每日總熱量，如何計算進食食品的重量及分配就餐作詳細解釋，並舉例說明，使大家更清楚整個計算過程。

1 如何計算、安排飲食

首先，我們準備好一支筆、一把秤，當然，時間長了以後首先可省略“秤”，最終筆也可省略，熟能生巧也。然後，根據下列步驟進行計算：

（1）第一步：計算標準體重。身高（厘米）-105=標準體重（千克）

（2）第二步：計算每日所需總熱量。這一步首先了解自己的體重是理想體重、肥胖，還是消瘦，再了解自己的工作性質屬哪一類體力活動（以輕、中、重、休息狀態區分）。再根據成人糖尿病每日熱能供給量（焦耳/千克標準體重）表（見下表），計算出全天所需熱量。

成人糖尿病患者每日熱能供給量（千焦／千克標準體重）

勞動（活動）強度	消 瘦	正 常	肥 胖
重體力活動（如搬運）	188 ～ 209	167	146
中體力活動（如電工安裝）	167	146	125
輕體力活動（如坐着工作）	146	125	83 ～ 104
休息狀態（如臥床）	167	83 ～ 104	62 ～ 83

（3）第三步：可分兩種方法求得每日進食量。

1. 計算食品交換份份數。

全日所需總熱量÷90=食品交換份份數，然後按1：2：2的比例安排三餐所需份數，再參照有關食品交換份表，根據自己習慣和嗜好選擇食物，將食物安排至各餐次中，製定成飲食。

2. 根據總熱量計算三大熱能營養素的需要量。

碳水化合物（克）：全日總熱量×（50%～60%）/4

蛋白質（克）= 全日總熱量×（12%～20%）/4

脂肪（克）= 全日總熱量×（20%～35%）/9

三餐分配按1/5、2/5、2/5分配。設計食譜先計算碳水化合物食物量，再計算蛋白質食物量，最後以炒菜油補足脂肪的需要量。

以上方法1為食品交換份法；方法2為細算法。目前由於食品交換份法易於掌握，較為合理，故較常用。而細算法計算繁雜，需熟知各種食物成分及熱量，雖不好掌握，但此法最合理。

2 糖尿病食譜計算舉例

例如：張某，Ⅱ型糖尿病患者。男性，60歲，公務員（輕體力勞動），身高170厘米，體重80千克。根據上述數據，飲食治療的計算方法如下：

（1）計算標準體重：標準體重=170-105=65千克

（2）判斷體型：肥胖度=（80-65）/65×100%=23%

該患者的肥胖度為23%，大於20%，故屬於體型肥胖。

（3）計算全日供給的總熱能：根據勞動強度計算出全日供給的總熱量：65千克×（83～104）千焦/千克/標準體重=5434～6792千焦。

因為病者為肥胖體型患者，應減少熱量攝入，故其熱能供給量應選5434千焦。

（4）計算全日碳水化合物供給量：因該患者屬於肥胖體型。應適當控制碳水化合物的攝入，故按佔總熱量的55%計算。患者全日所需的碳水化合物為（5434 × 55%）/4=178.7 克（按179 克計算）。

（5）計算全日蛋白質供給量：因該患者肥胖，蛋白質供給量可適當增高一些，按佔總熱能的18%計算。故該患者全日蛋白質供給量為〔（1300 × 18%）÷ 4（每克蛋白質產熱能17 千焦）=58.5（按 59 克計算）克。〕

（6）計算全日脂肪供給量：全日的總熱能減去碳水化合物和蛋白質提供的熱能，餘下的熱能就由脂肪提供。故全日脂肪的供給量為〔（5434-5434 × 55%-5434 × 18%）÷ 9（每克脂肪產熱能 38 千焦）〕=39 克。

（7）根據該患者的飲食習慣，將全日的總熱能按1/5、2/5、2/5 分配於三餐中。

所以該患者全日供給熱能：5434 千焦；碳水化合物179 克；蛋白質 59 克；脂肪 39 克。

熱量三餐分配：早餐1/5、午餐 2/5、晚餐 2/5。

3 怎樣掌握進食數量的多少

糖尿病患者飲食和正常人最不同的地方就是要掌握一個"量"。在實際生活中，要做到這些確實方便，以下有些小竅門，患者不妨試一試：

開始採用飲食治療時，準備一套專用的餐具——飯碗、菜碟、匙勺等。將所要進食的主、副食物進行稱重及估量。如100 克大米或100 克麵粉做成的米飯或麵條有多少，有多少容積（能盛幾碗），100 克瘦肉有多大，可以切幾塊或幾片，10 克油有幾湯匙容積。稱量多次後，心中就會有了數量的概念，做到看看餐具裏食物的容積有多大，就可估量它的質量是多少。

4 消瘦糖尿病人如何控制飲食

消瘦是糖尿病血糖控制不良的表現，這時候，病人體內脂肪和肌肉內蛋白質過度消耗，導致抵抗力下降，易患疾病。因此需從食物中得到補充。

消瘦狀態下，總能量的攝入量一般高於一般患者約20% ，或按每千克標準體重增加21～42千焦。適當提高蛋白質的比例，以彌補體內蛋白質的過度消耗。

但要注意，消瘦狀態下調整飲食的目的是使體重逐漸增加到標準範圍。一旦達到標準就要按理想體重重新計算飲食總量。

5 肥胖型糖尿病人如何控制飲食

首先，應該了解，肥胖是糖尿病的一種發病病因，因為肥胖者的胰島素受體減少，使胰島素無法正常發揮作用，加重胰腺負擔；同時，肥胖者胰島素受體敏感性下降，葡萄糖利用緩慢，容易高血糖。因此，肥胖病人必須控制飲食，達到控制體重。使體重降至標準體重範圍。

肥胖病人在計算總熱量時，其總熱量的攝入一般低於一般患者的20% 。還要注意下面一些問題：

（1）將零食量計入總熱量中。

（2）減少食鹽的用量，每日攝入量不超過5克。

（3）控制油脂類攝入量不超標。

（4）檢查是否飲酒過多。

（5）適當增加飽腹感強而能量低的高纖維食品的攝取量。

6 兒童糖尿病人如何控制飲食

兒童、青少年期（15歲以下）的糖尿病絕大多數屬Ⅰ型糖尿病，必須要靠外源性胰島素的補充方能控制。胰島素的使用要以飲食治療為基礎。首先根據患兒的情況計算營養需要量，將一日的飲食固定下來，再圍繞飲食和血糖的情況製定胰島素治療方案。

患兒與成年病人一樣，首先要確定一日所需熱量，但其計算熱量方法與成人不同：全日總熱量（焦耳）=4180+ 年齡×(292～418)

（292～418）這一系數與年齡有關，如：

10 歲以上×292～334

7～10 歲×334～355

4～6 歲×355～376

3 歲以下×397～418

（1）上述系數同胖瘦亦有關，較胖兒童攝入熱量略低。

（2）與活動量大小有關，活動量大的適當增加熱能攝入。

（3）患兒處於生長發育期，所需蛋白質的攝入量較成人高，要求不低於每日2～3克/千克體重，年齡越小相對需要量越多。或者按熱能分配比值計算不少於20%。

（4）脂肪不宜過量，為保證營養，應進食含有豐富的維生素和無機鹽。

（5）碳水化合物一般佔總熱量的50%～55%，適當攝入部分粗糧。

（6）餐次安排上要做到3次正餐，外加2～3次加餐，以防止低血糖發生。

7 老年糖尿病人如何控制飲食

老年糖尿病人大多患病時間較長，有多種併發症出現。即使糖尿病發病時間不長，也往往因為年事已高而患有其他合併症。故此，他們的飲食要注意以下幾點：

（1）由於活動量及身體消耗能量的減少，能量需要量每超過50 歲十年遞減10%。

（2）有心、腦血管疾病，高脂血症，肥胖等問題的老年病人，其脂肪的攝入量不宜超過總能量的15%。盡量增加植物油攝入量，減少來自家畜類食物的脂肪。

（3）患有糖尿病腎病、糖尿病視網膜病變時，提示有糖尿病微血管病變，這時應注意增加維生素C的攝入量。

8 妊娠糖尿病人如何控制飲食

妊娠糖尿病指的是懷孕後出現糖尿病。妊娠糖尿病如果飲食控制好，治療得法，分娩後大多數患者的血糖及糖耐量皆可恢復正常。少數人因飲食控制不好，以致有發展成糖尿病的可能。

妊娠糖尿病患者的飲食要注意兩個方面：

（1）保證胎兒及母體的正常生長發育。

（2）保持血糖平穩，不出現低血糖、高血糖以及酮症酸中毒。

妊娠糖尿病患者的飲食方法如下：將妊娠全過程分為三期，懷孕後1～3個月為妊Ⅰ期；懷孕後4～6個月為妊Ⅱ期；懷孕後7～9個月為妊Ⅲ期。

妊Ⅰ期的飲食量可與一般糖尿病人相同。

妊Ⅱ期及妊Ⅲ期這兩個階段胎兒生長速度加快，孕婦的熱量和蛋白質的需要逐漸增加。原則上這兩個階段熱能按理想體重的523～664千焦/千克體重，蛋白質按1.5～2克/千克體重。要求妊娠整個過程總體重增長42～50千克為宜。28周後，每周可增長0.5千克，一個月不超過2千克。

但要注意，必須避免熱量攝入不足而導致酮症。

（1）肥胖者在妊娠期間不宜減肥。

（2）碳水化合物每日攝入量在250～350克，過低不利於胎兒生長。

（3）脂肪適量攝入，應佔總熱量30%以下，特別是硬果類食品應少量食入。

(4) 少量多餐，每日5～6餐，定時定量進餐，這對控制血糖，預防低血糖的發生非常重要。

(5) 妊娠後血糖往往會逐漸降至正常，但仍屬高危病人，因此仍需堅持糖尿病人的飲食原則。

9 糖尿病腎病如何控制飲食

糖尿病腎病是糖尿病常見的微血管慢性併發症，糖尿病發病10年以上合併有腎病者約佔10%～53%，並隨病程的增加而增加。如果合理控制飲食，治療得法，則可延緩糖尿病腎病發展成為腎功能衰竭的過程。糖尿病腎病的飲食方法基本如下：

首先應到醫院專業醫生處就診，定期檢查腎功能及尿中蛋白質，了解自己的病情發展情況。根據病情來製定飲食：如果腎功能正常，尿中僅有微量蛋白（糖尿病腎病Ⅰ期和Ⅱ期），此時可按一般糖尿病人的情況計算營養量。

糖尿病腎病Ⅲ期（微量白蛋白尿期）是較關鍵的時期，此時腎臟病變尚處於可逆階段，及早進行飲食治療是至關重要的。目前，普遍認為在此期應適量限制膳食中的蛋白質。即每日攝入蛋白質的量按照0.6～0.8克/千克標準體重給予，同時還要在限量範圍內提高優質蛋白質的比例，使其不少於總蛋白的50%。

糖尿病腎病期（Ⅳ期，大量蛋白尿期）的飲食療法中關於蛋白質的攝入有較多爭議。目前，根據多數研究證明，在低蛋白膳食的基礎上，食物蛋白質量加上24小時尿液中丟失的蛋白質的總量，作為每日食物攝入的蛋白質總量，既能減少腎臟負擔，又可保證正氮平衡。

Ⅴ期即終末腎病期常常以透析或腎移植作為治療的措施，飲食治療的效果較差。但合理的飲食可以有效減少腎臟負擔，保證患者營養充足以配合臨床治療。此時，蛋白質限制更加嚴格，增大優質蛋白質的攝入量，減少植物蛋白質的攝入量。由於大米和麵粉等主食中含有較多量的非優質植物質白，故應採用部分麥澱粉飲食作為主要熱能源。但每日蛋白質總的攝入量仍應保持出入平衡。

採用低鹽、低膽固醇飲食，以預防高血壓和高脂血症等糖尿病腎病末期併發症的發生和發展。

10 糖尿病併發高血壓時如何控制飲食

首先應該限制飲食中的食鹽量，這體現在以下幾方面： 每日烹調用鹽總攝入量不超過 5 克；避免所有含鹽量高的食品，如所有的腌製品，熏乾製品，鹹菜，醬菜，罐頭製品的肉、魚、蔬菜，濃肉汁、調味汁、即食麵的湯料末，香腸，火腿等熟食。此外，6毫升醬油約等於1克鹽的份量，應注意控制。其次，肥胖型患者應減肥，體重下降了也將有利於血壓控制。通過限鹽及減肥，部分患者不用藥亦可使血壓下降。

但要注意，限鹽不是完全性地限制鹽的攝入，鹽能維持人的正常生理功能，而且沒鹽則使菜餚變得淡而無味。

11 糖尿病酮症酸中毒病人如何控制飲食

糖尿病酮症酸中毒是糖尿病急重症之一，合理的飲食能配合藥物治療，延緩病情惡化並及早脫離危險狀態。

這裏先説説糖尿病酮症酸中毒的來源：由於尿糖丟失過多，或飲食不得法，糖攝入過少，體內糖原貯備不足，身體需要的熱量相對增加，動用了大量脂肪參加代謝以供應和補充熱量。由於脂肪分解氧化不全，產生大量酮體，在超過肝外組織氧化的限度時，酮體在血液中堆積。酮體是酸性物質，可引起酮症酸中毒。嚴重時可引起昏迷，甚至死亡。

根據上述發病機制，酮症酸中毒時，如未出現昏迷，但酮症未消失，食欲不佳，可供給患者易於消化的單糖、雙糖類食物，如水果汁、蜂蜜水等流質物，每日提供的量依據其使用胰島素的數量及病人具體情況而定，一般不應少於200克。待病情穩定，逐漸好轉後，可以加米粥、麵包等含碳水化合物的主食，但是要嚴格限制每日脂肪和蛋白質的攝入量，以防體內產生新的酮體，加重酸中毒。直到病情穩定，尿中酮體完全消失後，才能逐步增加蛋白質和脂肪的供應。

水果大多為鹼性食物，進食蘋果或其他水果，有中和酮體酸性、減輕酸中毒的作用。一般為每日1000～1500克蘋果（3～4個），分5～6次進食，每次約300克左右。切記，進食水果時應計算其熱量。

但要注意，碳水化合物（糖）的攝入量不能超出標準體重攝入總量的範圍。

12 糖尿病胃輕癱病人如何控制飲食

糖尿病胃輕癱患者食欲下降，以致無法正常進食而引起營養不良，甚至出現飢餓性酮症，給治療帶來麻煩。因此，合理安排飲食，是極為重要的。它有以下幾點：

(1) 少量多餐，每日6～8餐，如每餐的進食量因食欲不佳而相當少，還可加餐，務必使每日總熱量的攝入達到標準。

(2) 避免太乾、太硬和富含粗纖維的食物，盡量將食物加工為稀、軟。甚至在病情嚴重時，將食物混合搗（攪）碎成米糊狀，有利於下咽及消化吸收，並使食物易於通過胃腸道。

(3) 進食適量富含水溶性食物纖維的食物如魔芋、水果、藻膠等，有利於胃腸蠕動，還可預防酮症。

(4) 建議使用中的效胰島素治療。

13 糖尿病病人如何處理低血糖

由於降糖藥的使用，當藥物過量或飲食未安排好時 ，糖尿病人可出現低血糖反應，此時應立即採取措施，迅速消除低血糖。

(1) 神志清醒，反應輕者，可立即進食25～50克容易吸收的糖果、白糖或紅糖；稍重者再吃饅頭或麵包25克或水果1～2個，幾分鐘後症狀便可緩解。

(2) 神志業醫生業請教，排除因生胰島素和口服降糖藥劑量牙齒之間，使之溶化咽下；或將糖調成糊狀，慢慢喂食。

(3) 上述措施仍不行者，應立即送醫院急救。

(4) 注射長效胰島素的患者，除喂白糖、紅糖外，應加食一些吸收較慢的食物，如牛奶、雞蛋。

(5) 定時定量，少食多餐，根據運動量調整進食，以及用藥與進食緊密配合都是預防低血糖發生的有效措施。

四 糖尿病的四季飲食安排

春季飲食

1 黃花菜肉餅

配 料

黃花菜50克，豬瘦肉150克。

作 料

鹽、醬油、味精適量。

製 作

將豬瘦肉剁成肉餡，黃花菜發好、洗淨、切碎，與豬肉放在一起，加適量鹽、醬油、味精調味，做成肉餅狀，入鍋中煎熟或隔水蒸熟。

功 效

豬瘦肉含高蛋白，低脂肪，150克豬肉可提供1128千焦熱量，27克蛋白質；黃花菜具有養血平肝、利尿消腫、清熱補虛的功效。本品適用於糖尿病合併腎病的患者，可常食用，注意切勿放鹽過多。

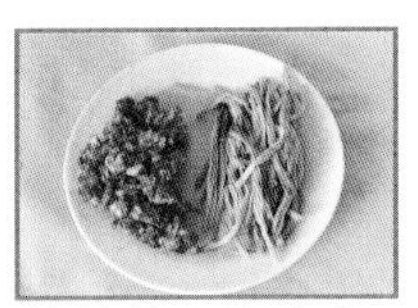

黃花菜、豬瘦肉。

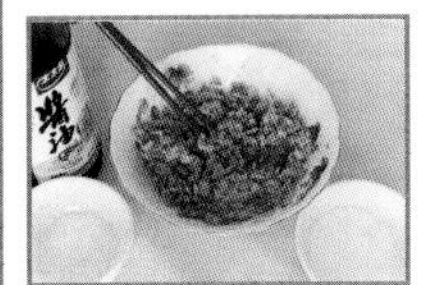

加適量鹽、醬油、味精。

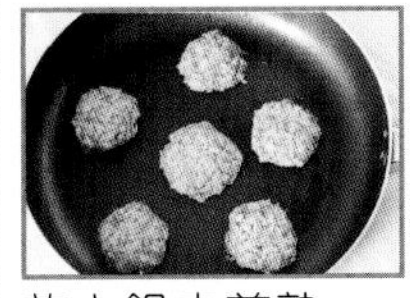

放入鍋中煎熟

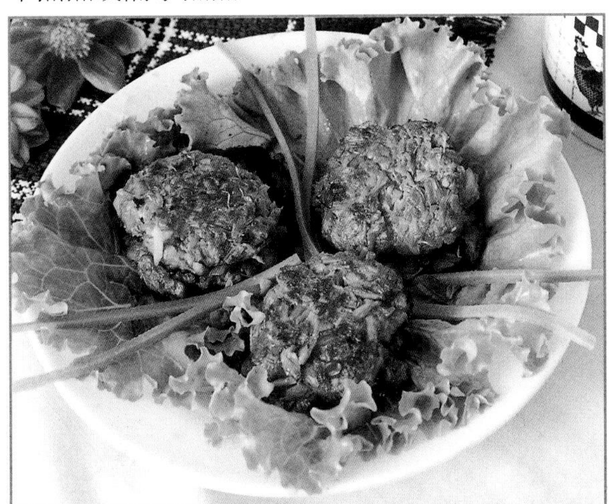

2 拌肚絲

配料

豬肚200克，白菜150克。

作料

醬油、鹽、米醋、香菜各5克，薑6克，葱少許。

製作

將豬肚用清水洗淨，再用醋泡半小時，放在鹽水中煮沸後，刮去水面油脂，繼續煮至爛熟，撈出切成絲；白菜用沸水燙熟，切絲，擺上肚絲，澆上其他作料拌勻即成。

營養成分

熱量790千卡，蛋白質31克，脂肪5克，碳水化合物5克。

功效

豬肚性溫味甘，含有豐富的蛋白質，具有補虛損、健脾胃及止消渴的作用。

豬 肚

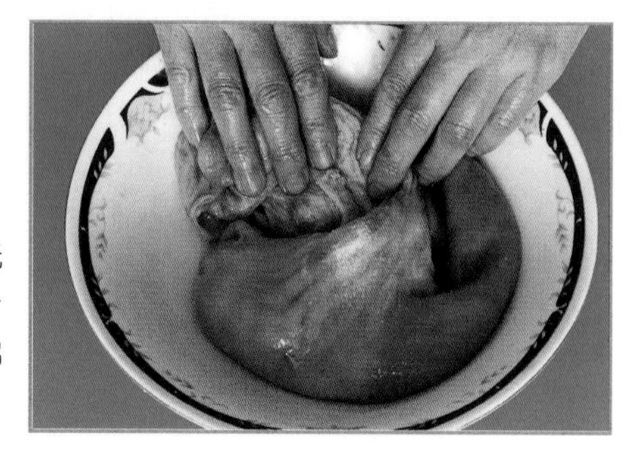

將豬肚用清水洗淨，用醋泡30分鐘，放在鹽水中煮沸後，繼續煮至爛熟。

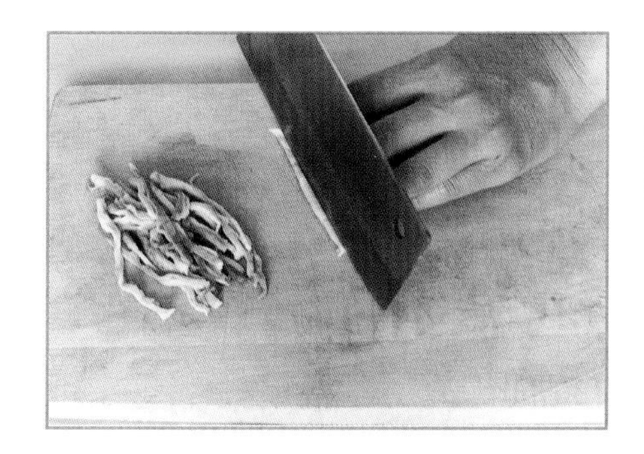

將煮熟後的豬肚撈出，切成細絲。

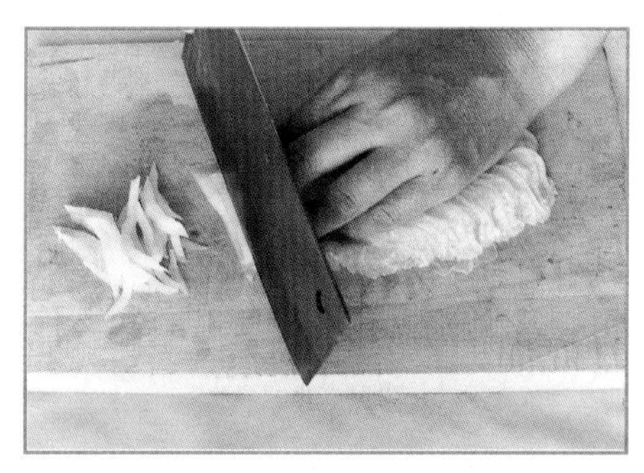

將白菜洗淨，用沸水燙熟，切成細絲。

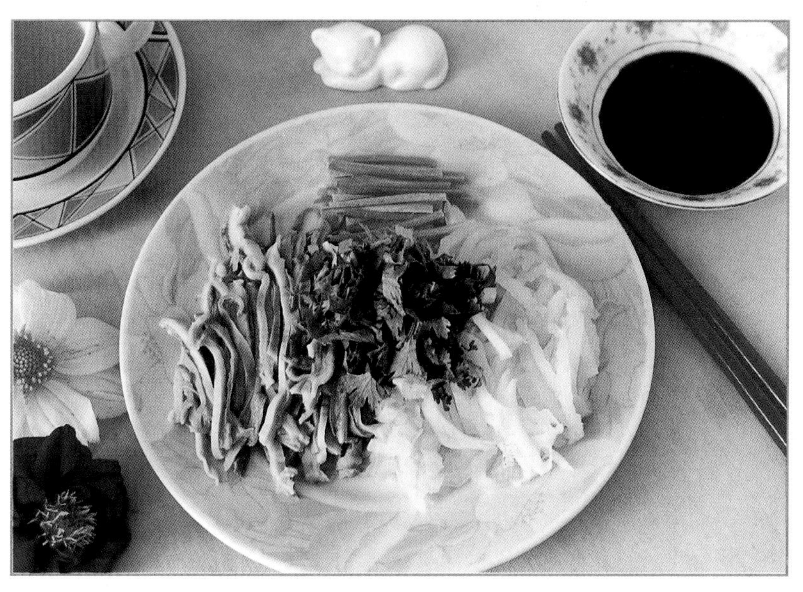

3 鯽魚湯

配 料

鯽魚1 條，綠茶10 克。

作 料

生薑5 克，鹽5 克。

製 作

將鯽魚去除內臟及鱗、鰓，洗淨，在其腹中填入綠茶，表面撒上生薑及抹鹽，加水適量，清蒸至熟。

功 效

具有健脾祛濕、清熱利尿、消食止渴之功效。可以治療久病體虛、氣血不足、體虛浮腫、小便不利、惡瘡丹毒、產婦乳少等病症。

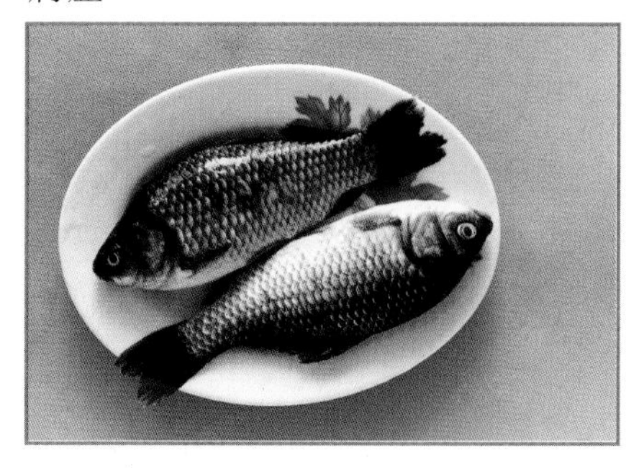

鯽魚肉中含水溶性蛋白質；魚油中含有大量維生素Ａ，能降低血粘度，促進血液循環。

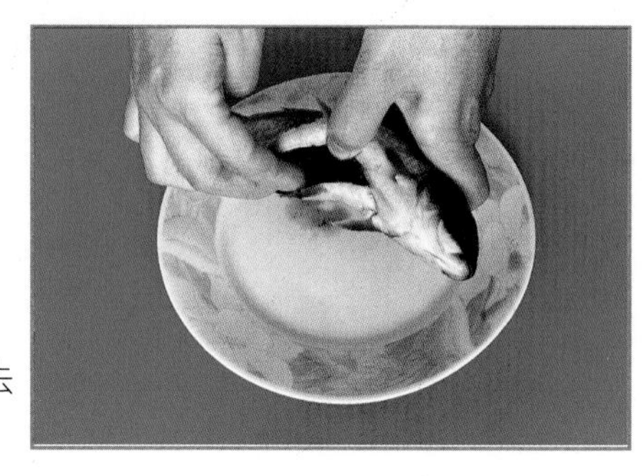

將鯽魚刮去鱗，洗去內臟及腮。

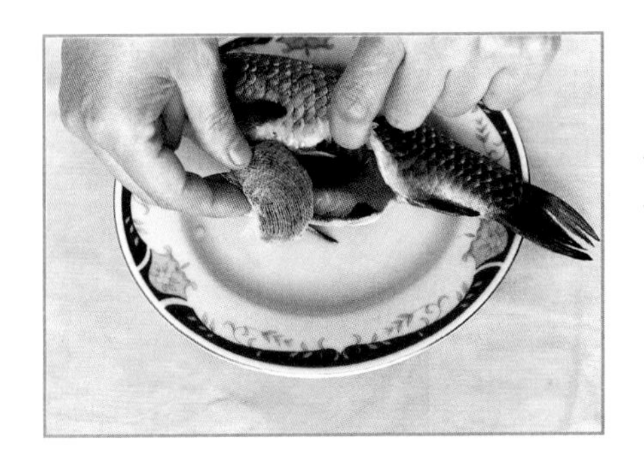

將適量綠茶用紗布包好，放入魚腹中。

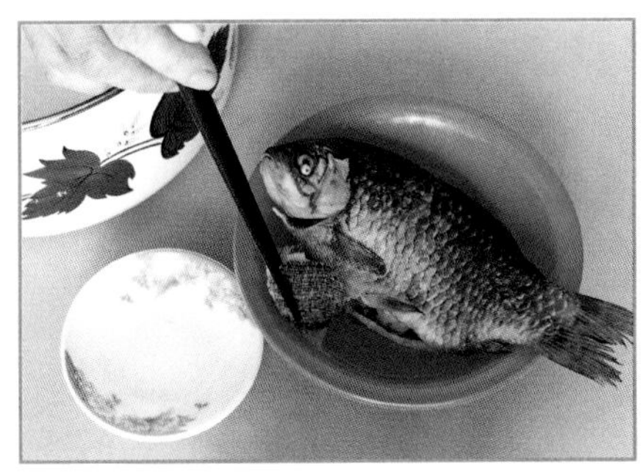

在魚體上撒生薑及適量鹽，放入盆中，隔水蒸熟，取出茶葉包。

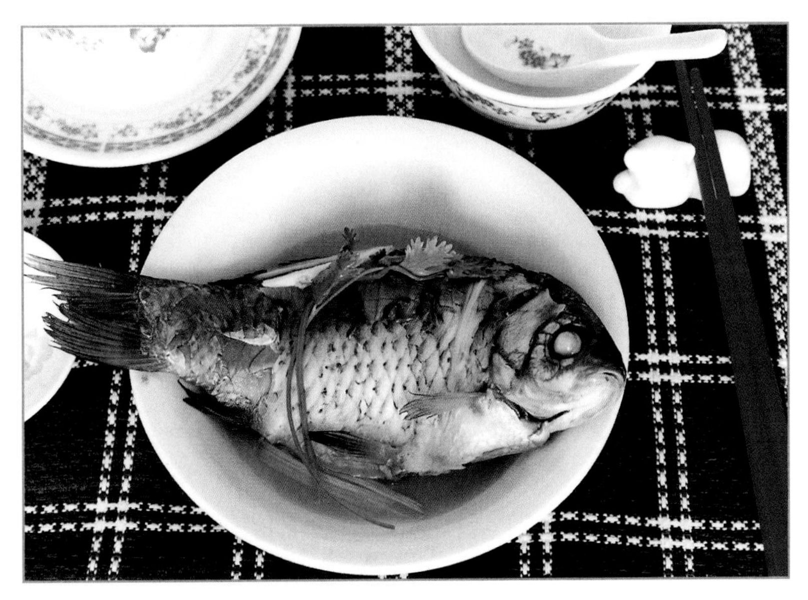

4 枸杞子燉雞蛋

配 料

枸杞子15克，雞蛋1個。

作 料

冰糖10克。

製 作

將枸杞子去蒂頭，洗淨。雞蛋磕入碗內，攪勻，加入枸杞子、冰糖，倒入少許開水。盅加蓋，用文火隔開水燉熟即成。

功 效

滋補肝腎、止消渴、養肝明目。適用於肝腎陰虛、陽痿遺精、腎病消渴、腰背疼痛、肺燥咳嗽、頭暈耳鳴、雙眼昏花等病症。

注意事項

血糖控制不理想時，去冰糖，改加少許鹽。

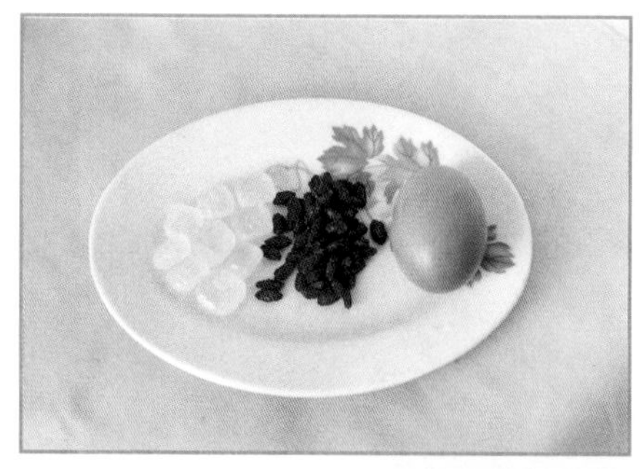

枸杞子、冰糖、雞蛋。枸杞子味甘性平，可用於治消渴，與冰糖、雞蛋同用，能滋陰補虛，降血糖。

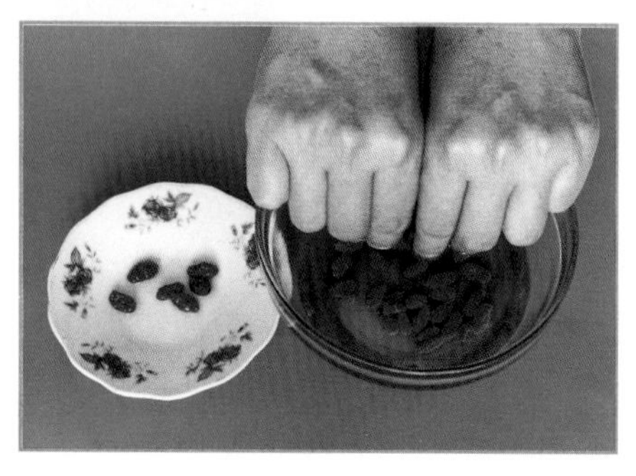

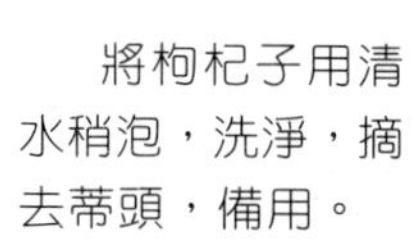

將枸杞子用清水稍泡，洗淨，摘去蒂頭，備用。

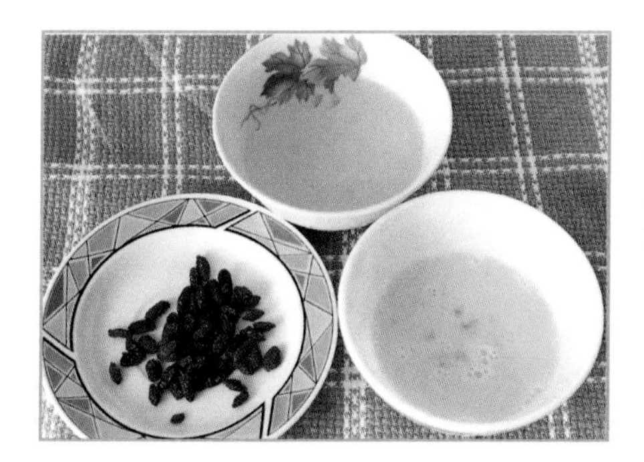

雞蛋磕入碗內加少量冰糖及開水打散，放入枸杞子。

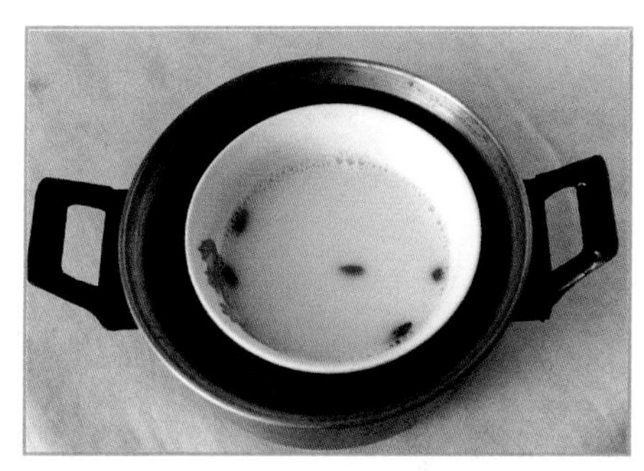

將碗放入鍋中，隔水燉至雞蛋成羹狀。

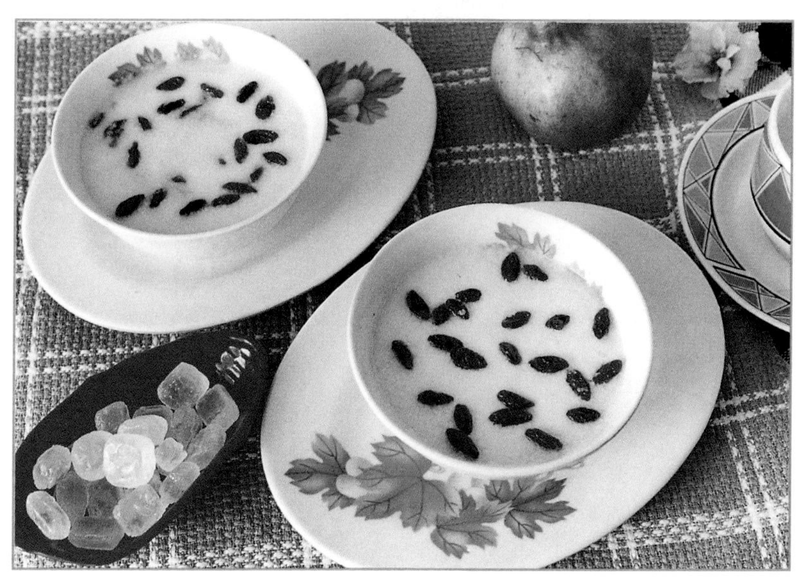

5 木耳粥

配料

木耳50克，糯米100克。

製作

將木耳洗淨，放入盛有糯米的鍋內，加入適量水。先用武火煮沸後改為文火煨燉至熟即可。

功效

具有滋陰潤燥之功效。用於糖尿病患者出現口乾、口渴、便秘、乾咳等陰虛症狀。據書所載，此膳方並能治痔瘡、牙痛、月經過多等。

注意事項

咳嗽痰多者忌用。

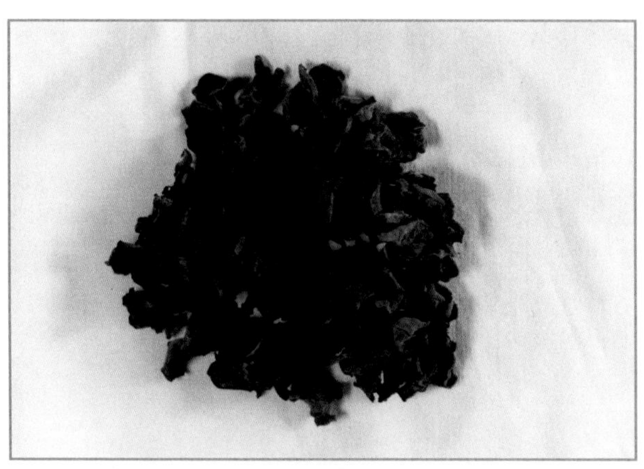

黑木耳味甘性平，含有豐富的蛋白質、糖類、微量元素、粗纖維以及多種維生素，具有補氣益智、生血止血、養肺潤腸等作用。近年研究表明，黑木耳能降低血粘度，預防血管硬化。糯米富含澱粉，還含有鈣、磷、鐵等無機物，具有補脾益肺、溫暖五臟的作用。

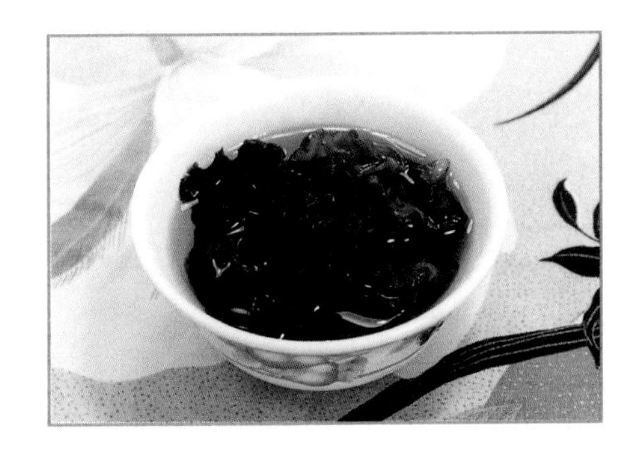

將黑木耳用冷水浸泡，洗去硬梗及浮塵，撕成小塊。

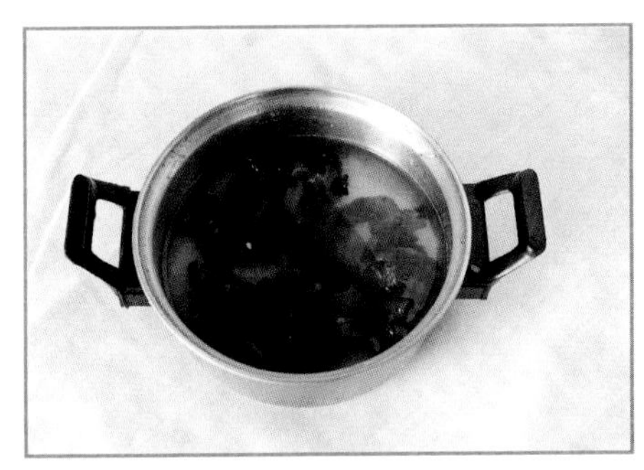

將糯米淘淨，放入鍋中，加二倍於米量的水及適量木耳，先用武火煮沸，改用文火燉至米熟即可。

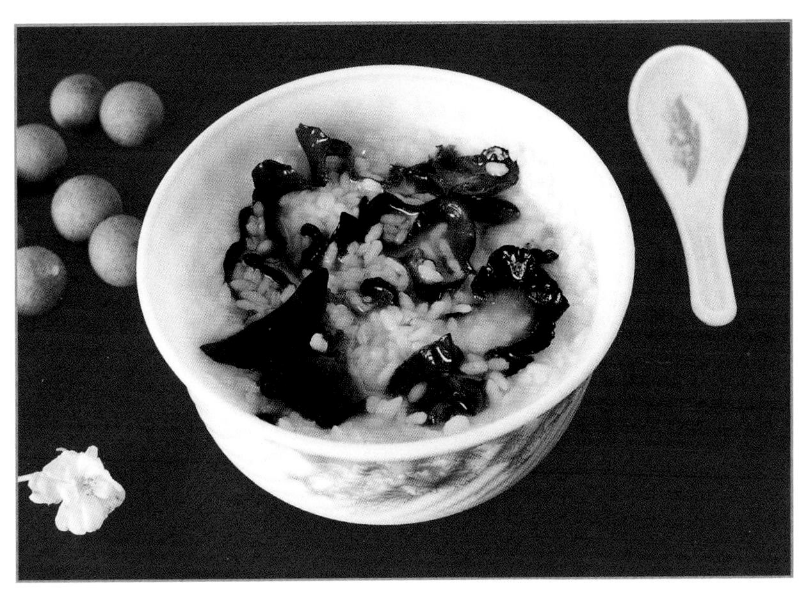

6 冬瓜薏米燉肉片

配料

冬瓜100克，薏米50克，豬肉片50克。

作料

生薑5克，植物油2毫升，鹽、味精少許。

製作

將薏米洗淨放入沙鍋中，加水適量，猛火煮沸後改用文火煮40分鐘；將冬瓜洗淨切片，放入鍋中與薏米同煮至熟，加冷水適量，放入洗淨的肉片，繼續用文火燉熟，放入油、鹽、味精調味即可。

功效

具有健脾滲濕之功，可用於春季陰雨綿綿時，因痰濕內盛出現水腫等症。糖尿病腎病水腫時可酌量服食。

注意事項

口乾多飲、舌紅無苔者禁食。

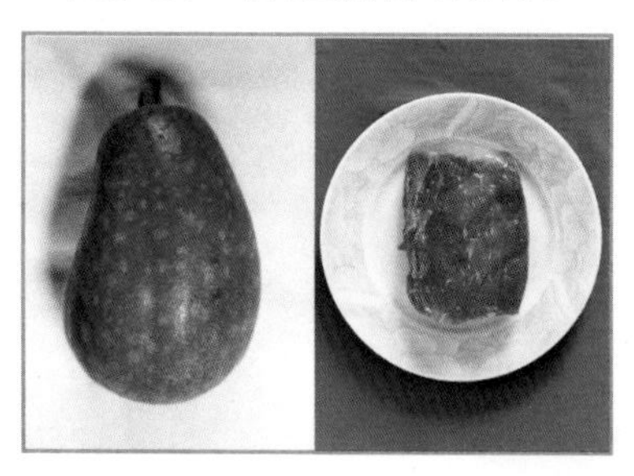

冬瓜含有蛋白質，多種維生素及微量元素，能抑制糖類轉化為脂肪，具有清熱消暑，利水解毒的作用；薏米具有健脾益氣、清利濕熱的作用。

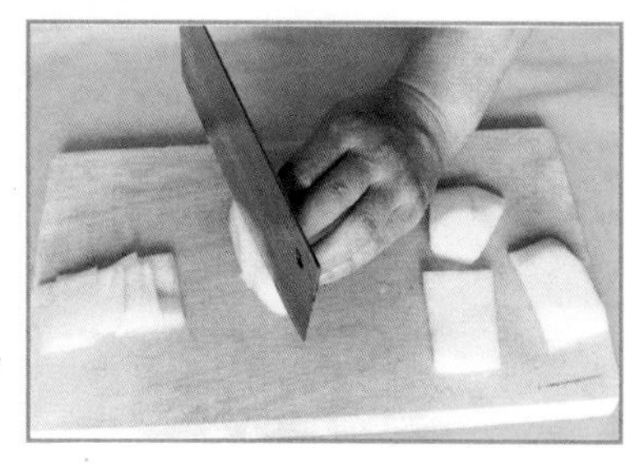

將冬瓜洗淨，削去皮，切成片狀。

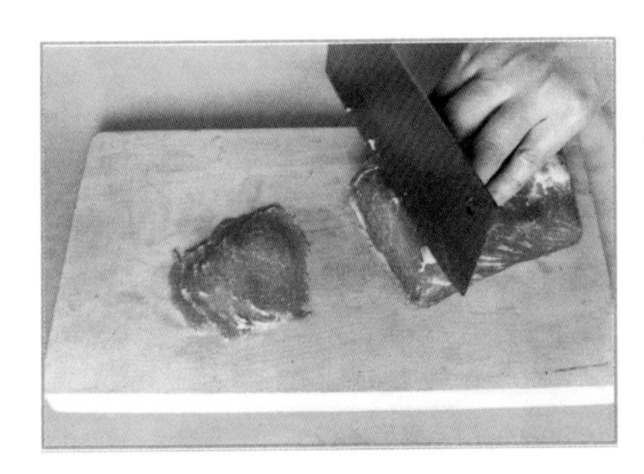

將豬肉洗淨，切成薄片。

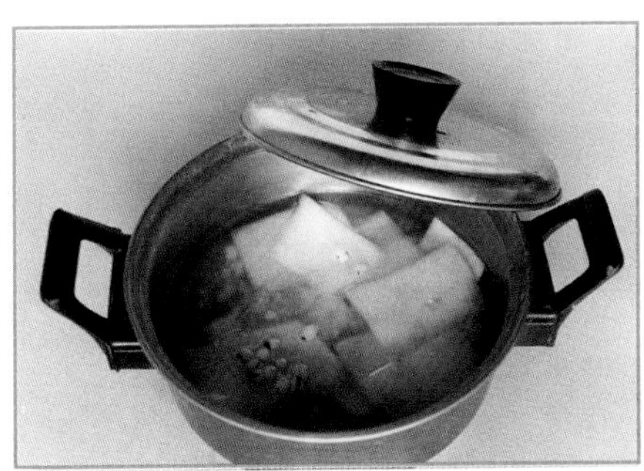

將薏米淘洗乾淨，放入鍋中，加三倍量的水，猛火煮沸後改用文火煮40分鐘，放入冬瓜片繼續煮，再加入豬肉片，繼續用文火燉熟。

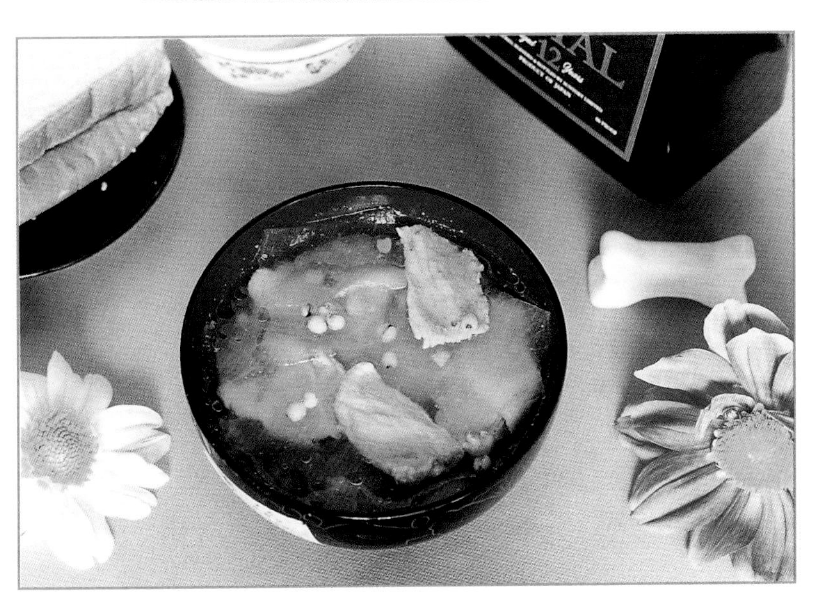

7 山藥豆腐燉肉片

配料

山藥50克，豆腐50克，豬肉片50克。

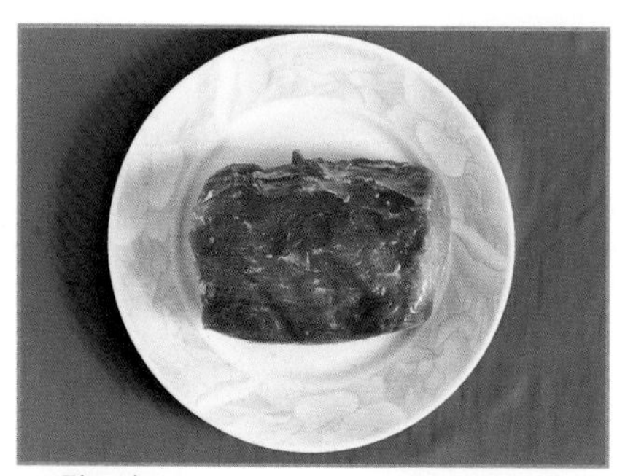

豬 肉

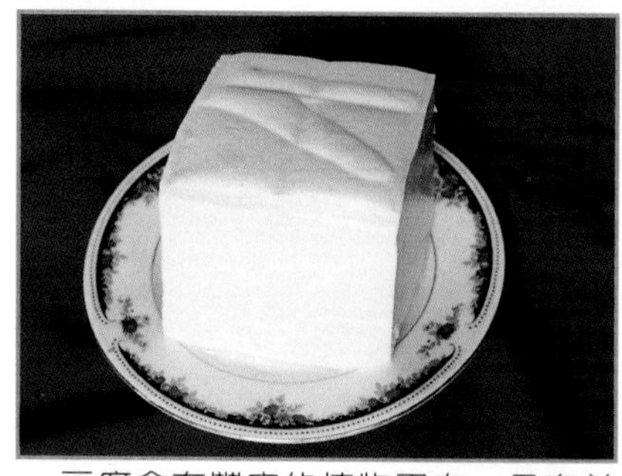

豆腐含有豐富的植物蛋白，具有益氣和中、生津潤燥、清熱解毒的作用。

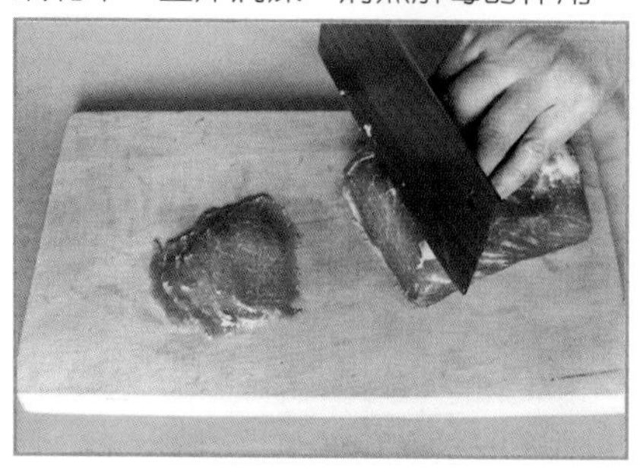

作料

生薑6克，蔥白少許，植物油一匙，鹽及味精適量。

製作

將山藥去皮洗淨切塊（藥用山藥也可），備用；豆腐切塊，備用。先將肉片在鍋內炒至變色後，將山藥、豆腐、生薑（切絲）、蔥白一起放入鍋中，加水適量。用武火煮沸，後改為文火慢燉，刮去湯麵泡沫。燉至湯液呈白色後加鹽、味精調味即可。

功效

具有健脾益腎、滋陰潤燥的功效。適用於脾胃虧虛、食欲不振之糖尿病人。

將豬肉洗淨，切成薄片。

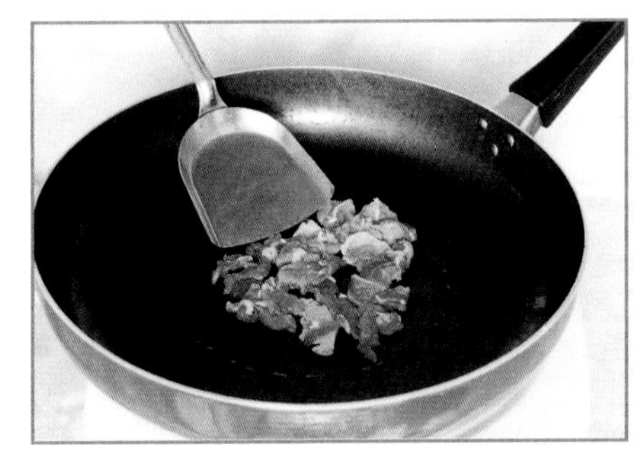

炒鍋放入油，油熱後加豬肉片炒至變色。

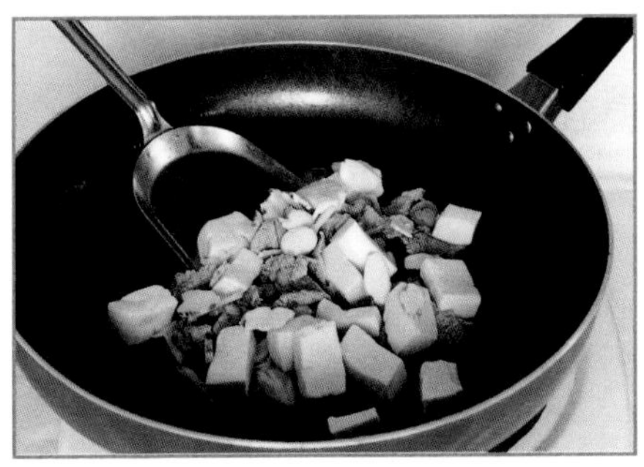

加入切好的豆腐塊、山藥片，加水適量，用武火煮沸，改用文火燉至湯液呈奶白色，加入調味料。

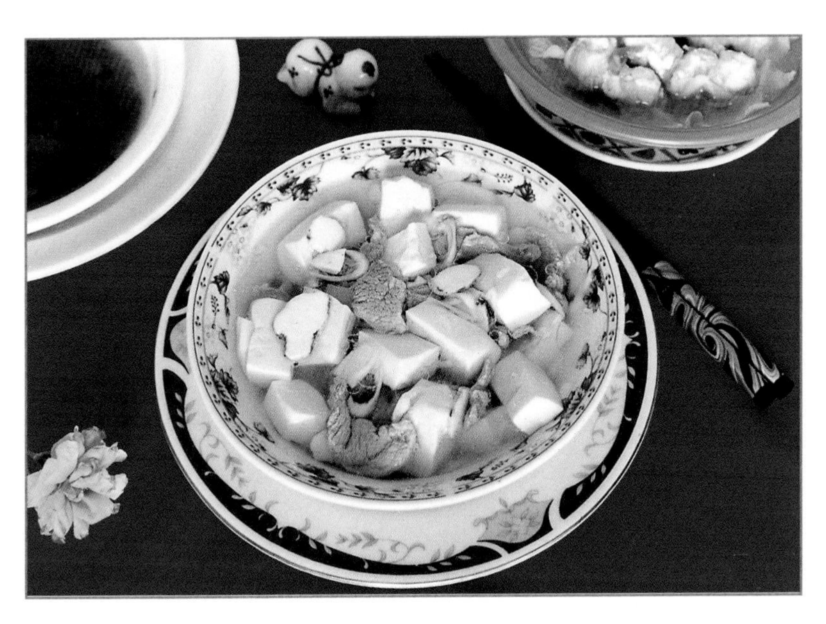

8 韭菜粥

配料

韭菜30～60克（1兩），粳米100克（2兩）。

作料

鹽少許。

製作

取新鮮韭菜，洗淨，切成細末。鍋中放淘洗好的粳米，煮粥，待粥煮沸後，加入韭菜、精鹽，同煮成稀粥。

功效

具有除胃熱、安五臟之功效；可治療糖尿病所致的口渴、飲水多、急躁易怒等症狀。

注意事項

久病體虛的病人，韭菜同粳米的比例不能大於1：2。

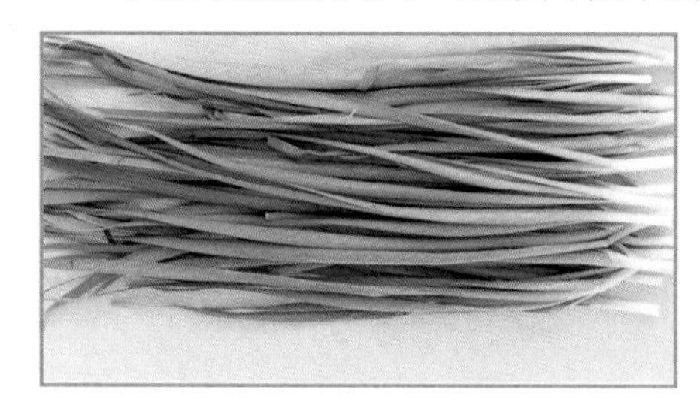

韭菜又叫起陽草、壯陽草，含有蛋白質、糖類、維生素及硫化物等，具有溫陽補虛、除煩止渴的作用。

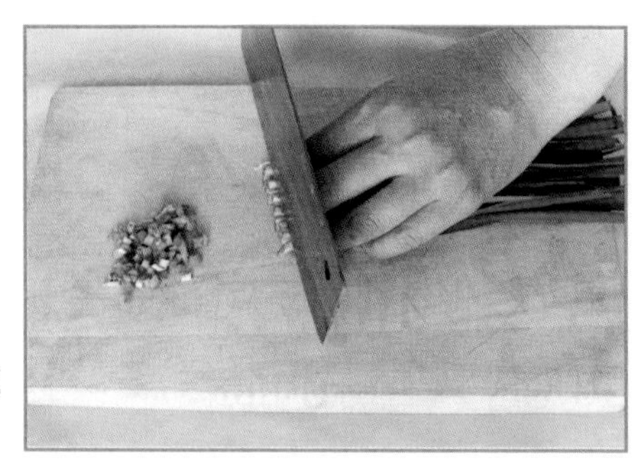

將韭菜摘洗乾淨，切碎。

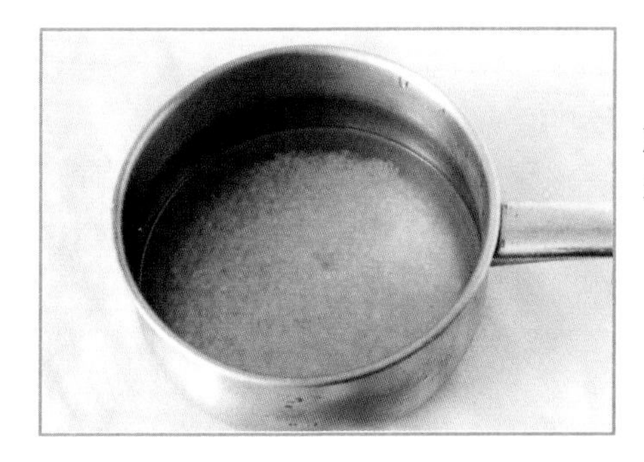

將粳米淘洗乾淨，放入鍋中，加三倍於米量的水，煮粥。

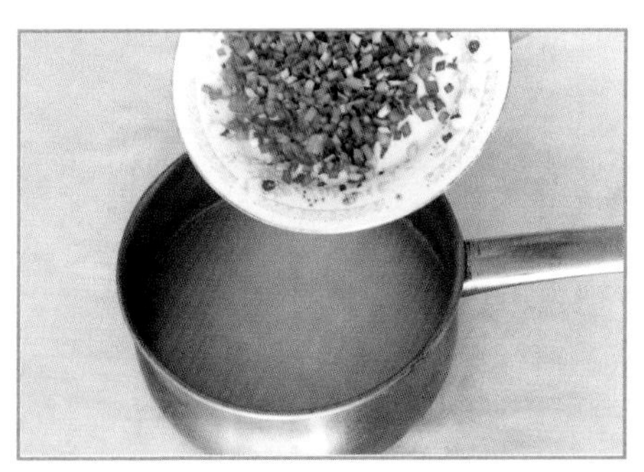

待粥沸後，放入韭菜、精鹽，再煮一個開。

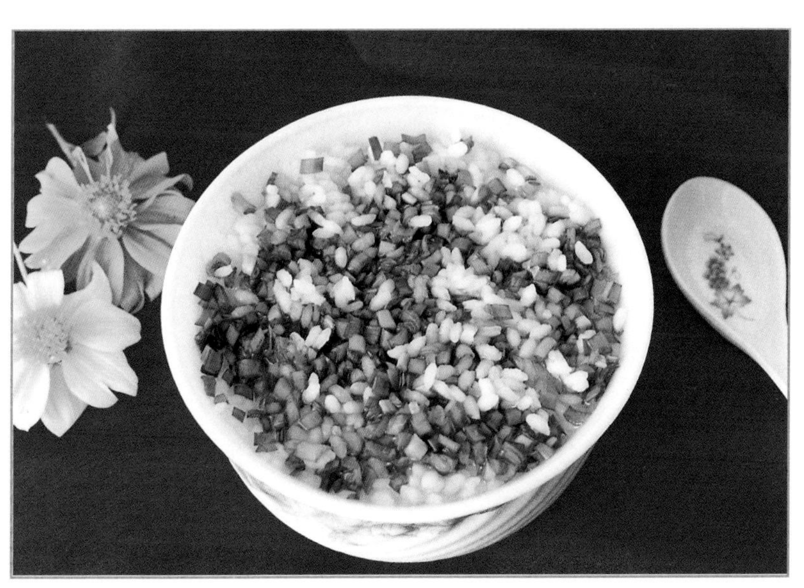

9 燉豬腰

配料

豬腰1隻，杜仲30克。

作料

鹽、油少許。

製作

將豬腰洗淨，剔去筋膜，切小片杜仲放入沙鍋共煮，燉熟後取出杜仲，加少許作料即可。

功效

豬腰含有各種營養成分，與杜仲、核桃仁一起適用於治療糖尿病患者的腰膝酸痛、怕冷的症狀。

注意事項

有急躁易怒，目赤頭痛，口乾多飲、多食，口腔潰瘍等病症的患者忌食。

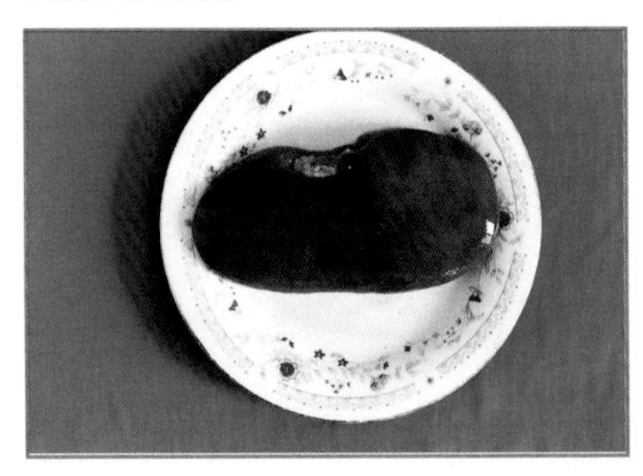

豬腰性平味鹹，能補腎氣，含有蛋白質、脂肪、碳水化合物以及多種微量元素；豬腰吃法很多，可熘可燉，但必須剔去筋膜，並用清水浸泡。

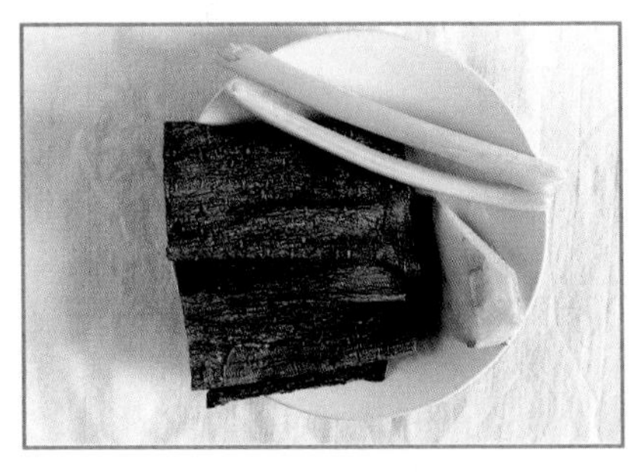

杜仲是植物的樹皮，是補陽藥的一種，性味甘溫，具有補肝腎、強筋骨的作用，可與豬腰、海參、羊肉、雞肉一起做成藥膳，防病強身。

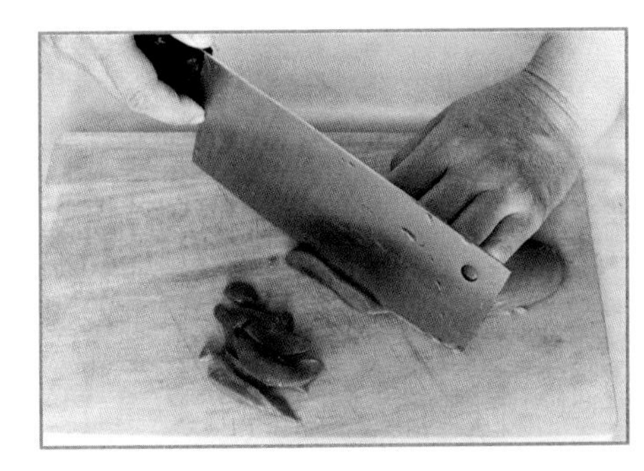

將豬腰剔去筋膜，切片，用水浸泡。

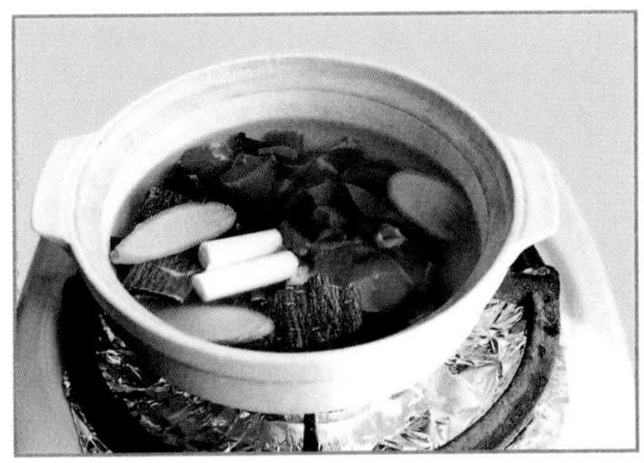

將杜仲撕成小片，與切好的豬腰放入沙鍋，加適量水燉熟。

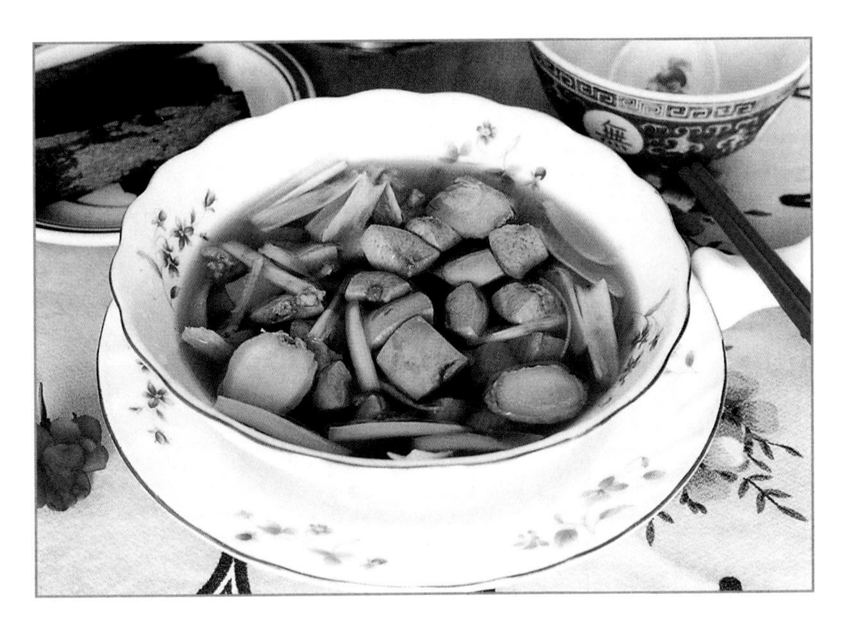

夏季飲食

1 清蒸鯉魚

配料

活鯉魚1條（約250克）。

作料

雞湯400克，香菇3個，海米3克，料酒、醬油各5克，鹽5克，葱、薑和味精少許。

製作

將香菇、海米用溫水泡開作湯；活鯉魚去鱗、鰓及內臟，洗淨，放入湯碗中，加入各種作料，猛火蒸約30分鐘即可。

營養成分

成品的熱量188千卡，蛋白質28克，脂肪8克，碳水化合物1克。

功效

具有利尿消腫、清熱解毒之功效，可用於糖尿病、腎病所引致的浮腫。

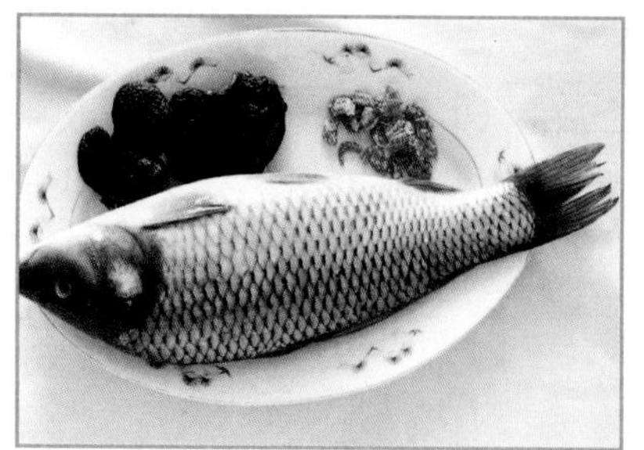

鯉魚富含蛋白質、氨基酸以及多種維生素和礦物質，具有利水消腫、下氣通乳的作用。鯉魚吃法很多，可煮可蒸，亦可紅燒。

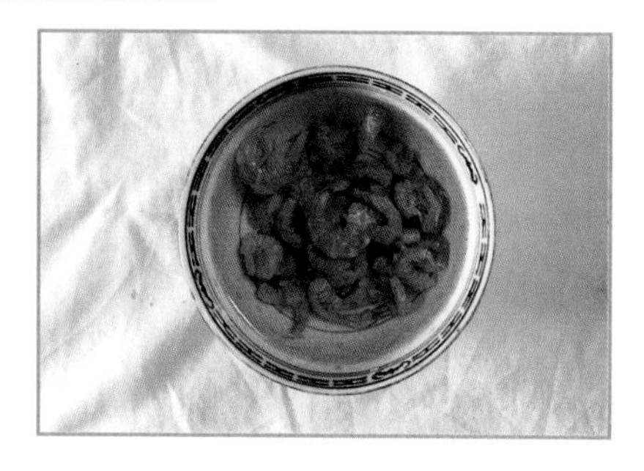

將香菇、海米洗淨，用溫水泡開。

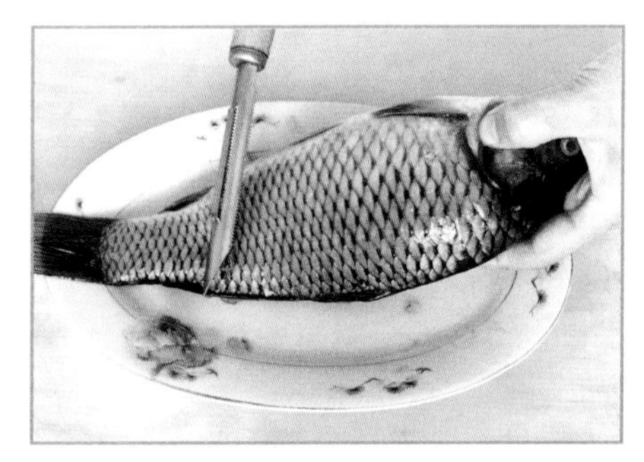

將鯉魚刮去鱗，洗去內臟及腮。

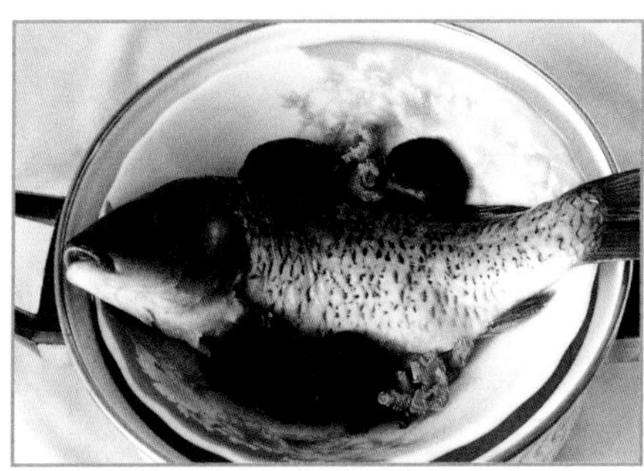

將洗淨的鯉魚放入湯碗中，加入各種作料，上鍋蒸30分鐘。

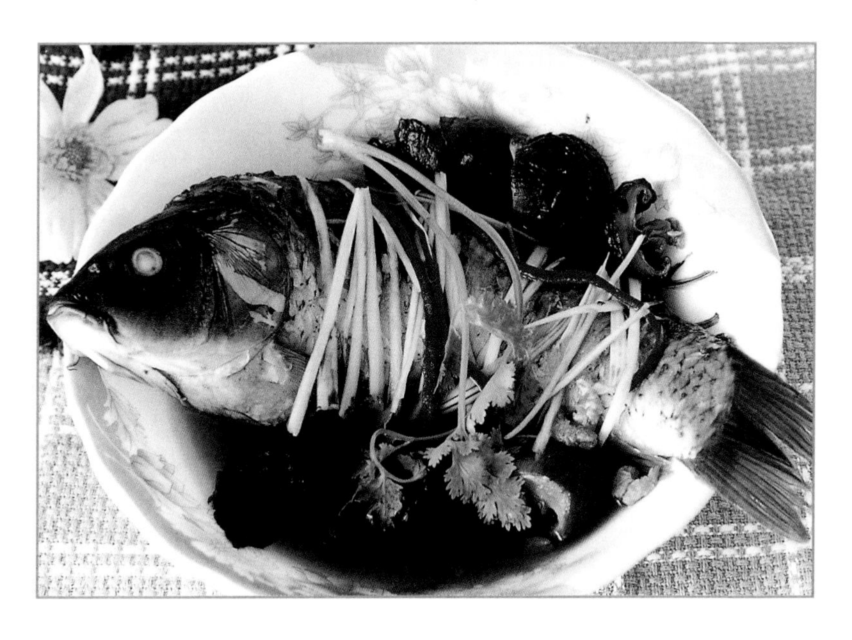

2 黃瓜拌海蜇

配料

海蜇200克，黃瓜100克。

作料

醬油、醋各5克，精鹽、香油各3克，蒜末2克。

製作

將發好的海蜇切成細絲；黃瓜洗淨切絲，放入作料，生拌即可。

營養成分

成品的熱量734千卡，蛋白質25克，脂肪4克，碳水化合物10克。

功效

治療大便燥結、多飲多食、咳嗽痰多等病症。對於糖尿病合併高血壓有一定的輔助治療作用。

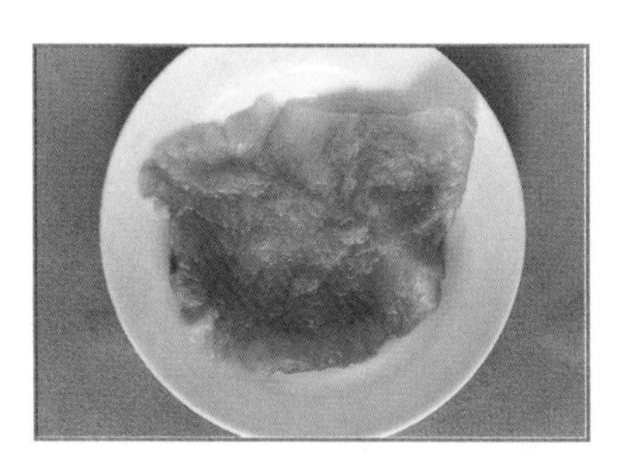

海蜇又名水母，含有多種營養物質，具有清熱解毒、軟堅化痰、潤腸消積等作用。

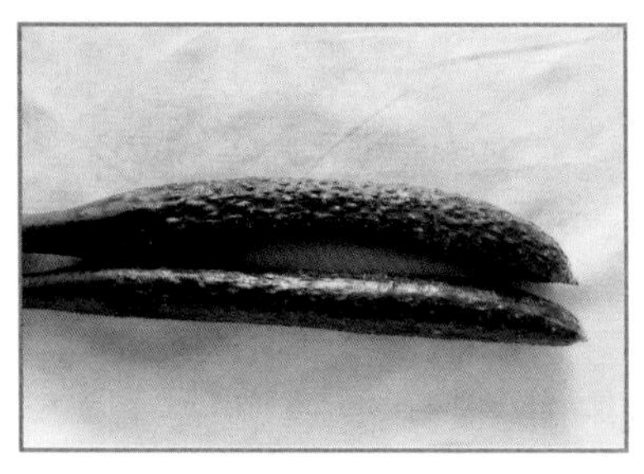

黃瓜是人們經常食用的菜蔬，能抑制糖類轉化為脂肪，有減肥作用；還能促進胃腸蠕動，加速體內腐敗物質的排泄。

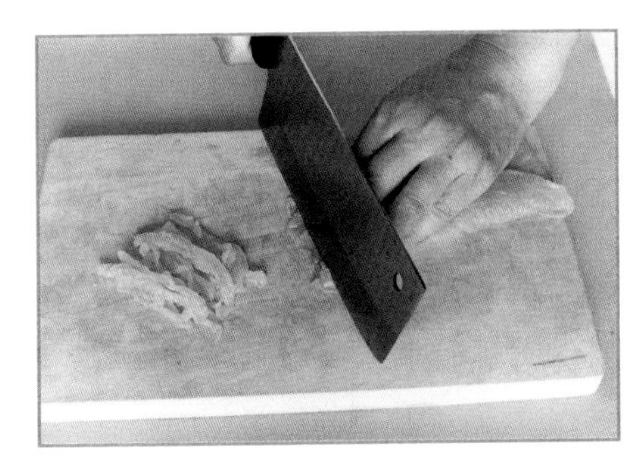

將發好的海蜇切成細絲。因海蜇味道很鹹，吃前應用清水浸泡。

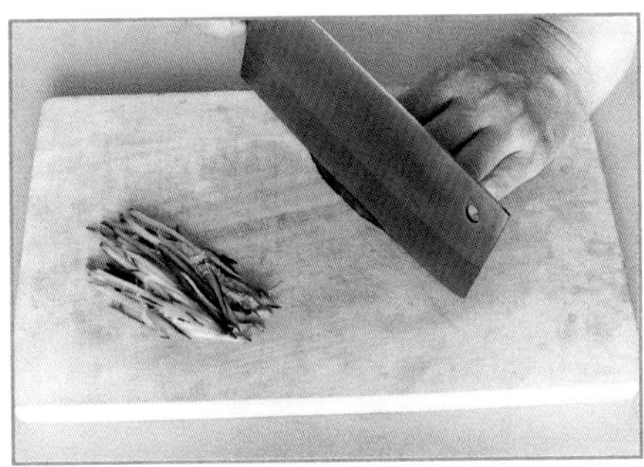

將黃瓜切成細絲。目前市售的黃瓜多有農藥殘留，因此，應長時間浸泡或削去皮再吃。

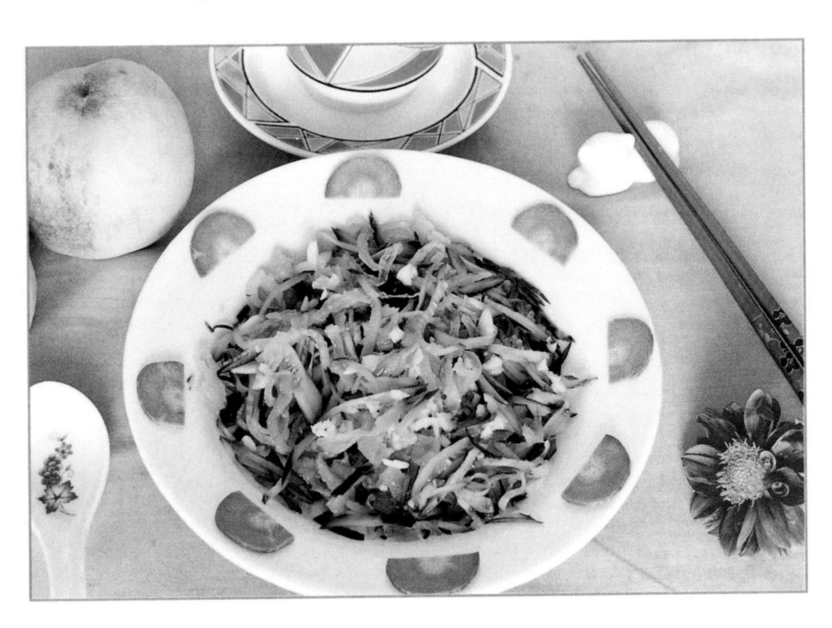

3 洋參冬瓜鴨湯

配料

西洋參15克，水鴨、冬瓜各100克。

作料

生薑末4克，味精2克，精鹽5克。

製作

將水鴨去毛及內臟，洗淨，斬成小塊；西洋參用清水洗淨，切成薄片（或用市售片狀的）；冬瓜去皮洗淨，切成小塊。將上述用料及薑末放入煲中，加水適量，先用猛火煮沸，再改用文火煲3～4個小時，加入味精、精鹽即成。單食或佐餐食用皆可。

功效

鴨肉具有滋陰養胃，利水消腫的作用，與西洋參、冬瓜同燉，可去體內之火，補虛強體。

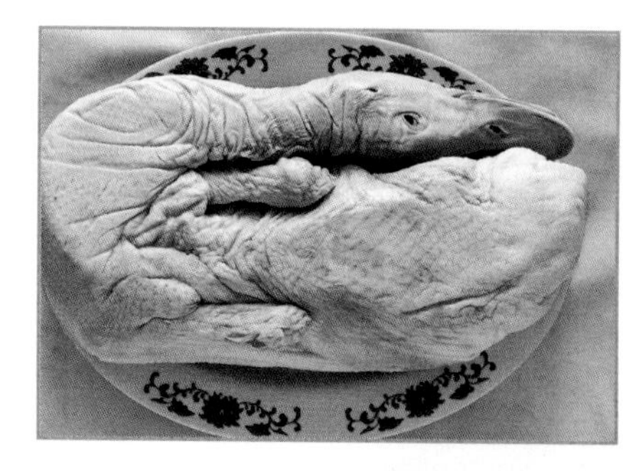

鴨肉營養價值很高，含有豐富的蛋白質、脂肪、微量元素和多種維生素。具有滋陰益胃、利水消腫的作用。

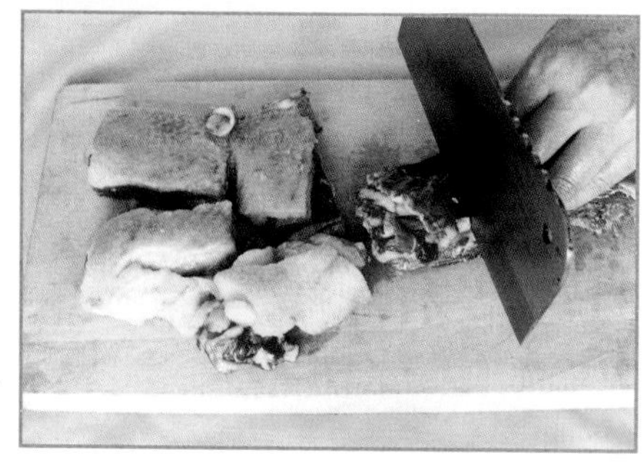

將鴨洗淨，切成小塊。

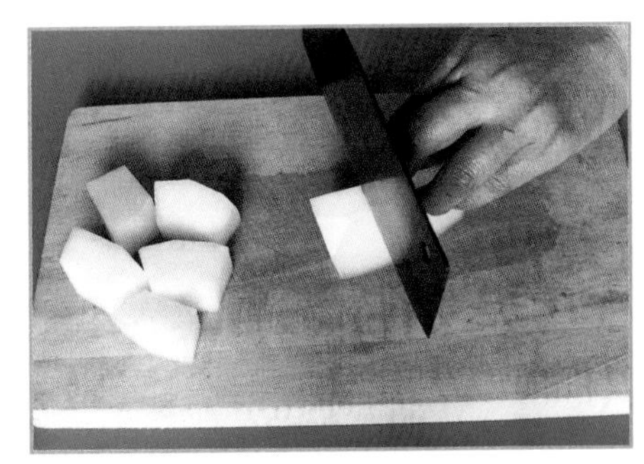

將冬瓜洗淨，削去皮，切成塊。

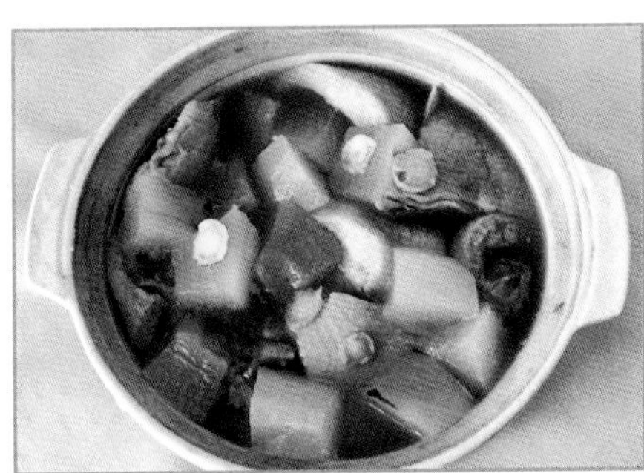

將鴨肉、冬瓜、西洋參放入沙鍋中，加生薑、燉3～4個小時，再加入鹽，味精。

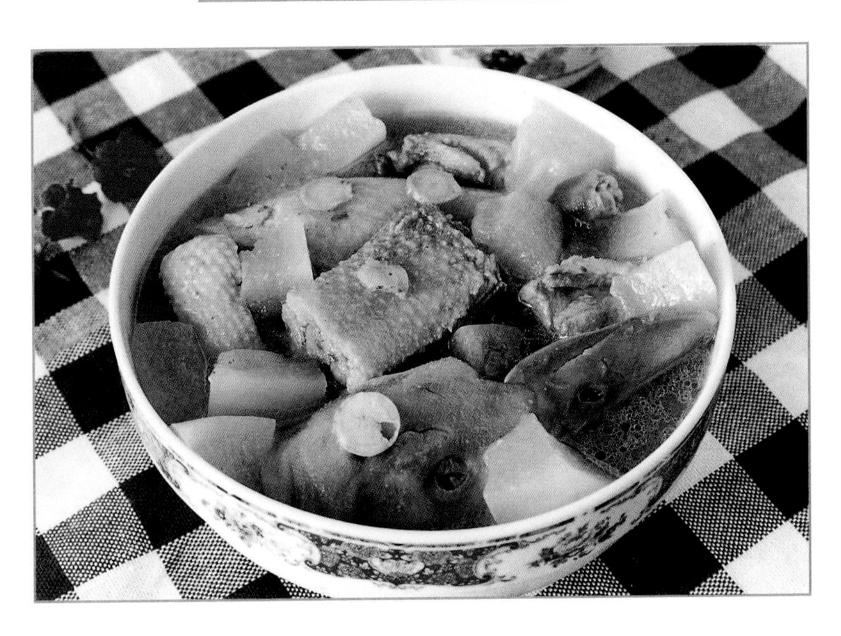

4 百合豬肺湯

配料

豬肺1個，百合20克，杏仁15克。

作料

精鹽、味精各適量。

製作

將豬肺用清水洗淨，入鍋加水適量，猛火煮沸，撈出，過冷水，用力擠出豬肺內的泡沫，洗淨，切成小塊；將百合、杏仁清水洗淨。 將上述用料放入沙鍋中，加水適量，用旺火煮沸後，再用文火煲2～3小時，放入精鹽及味精調味即可。

功效

豬肺能補虛損，與百合同燉，可益肺氣，少患感冒，增強糖尿病患者的體質。

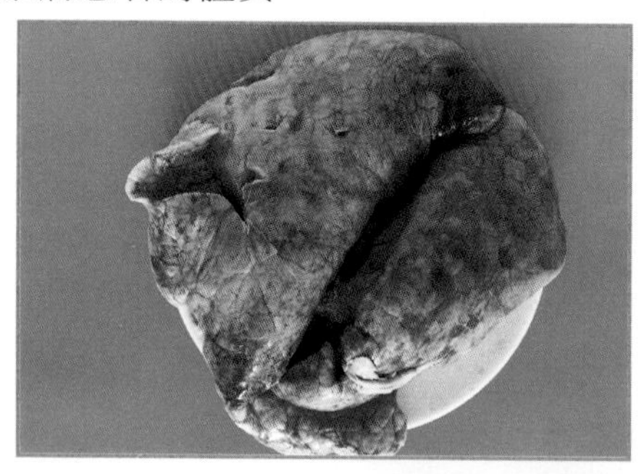

豬肺性味甘平，具有補虛、止喘、止血的作用。按“以臟補臟”的說法，豬肺能補肺氣，入食後可增強體質。

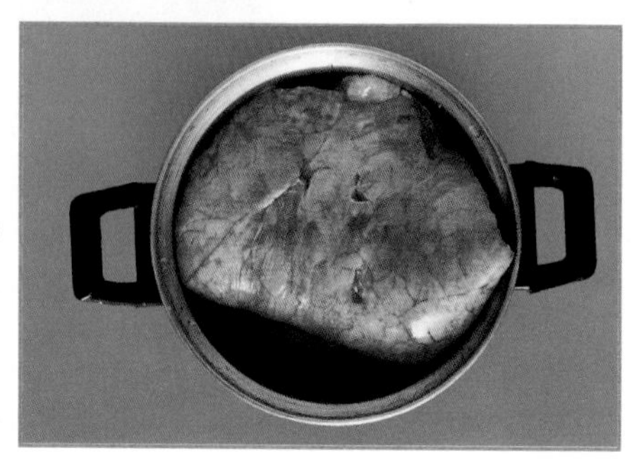

將豬肺用清水洗淨，放入鍋中加水適量，猛火煮沸，撈出，過冷水，擠去豬肺內的泡沫。

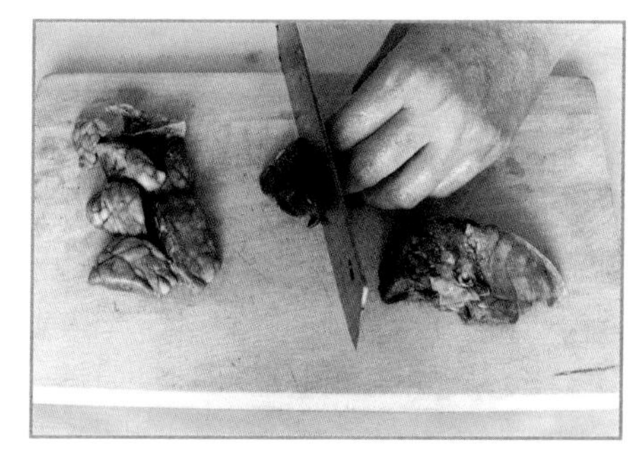

將整理乾淨的豬肺切成小塊；將百合、杏仁（商店或藥店有售）洗淨。

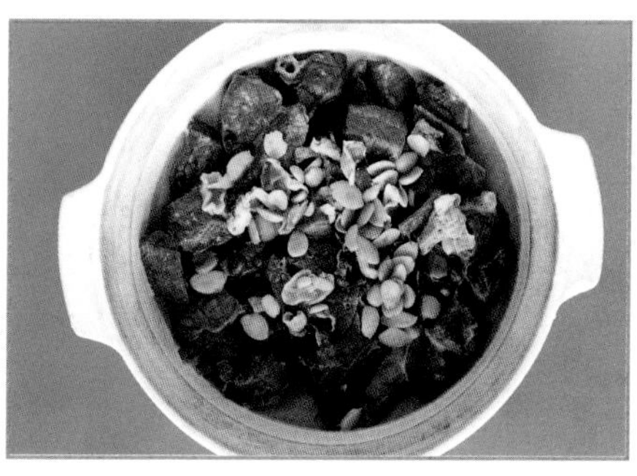

將豬肺、百合、杏仁放入沙鍋，加水適量，用武火煮沸後，再用文火燉2～3個小時，放入調味品。

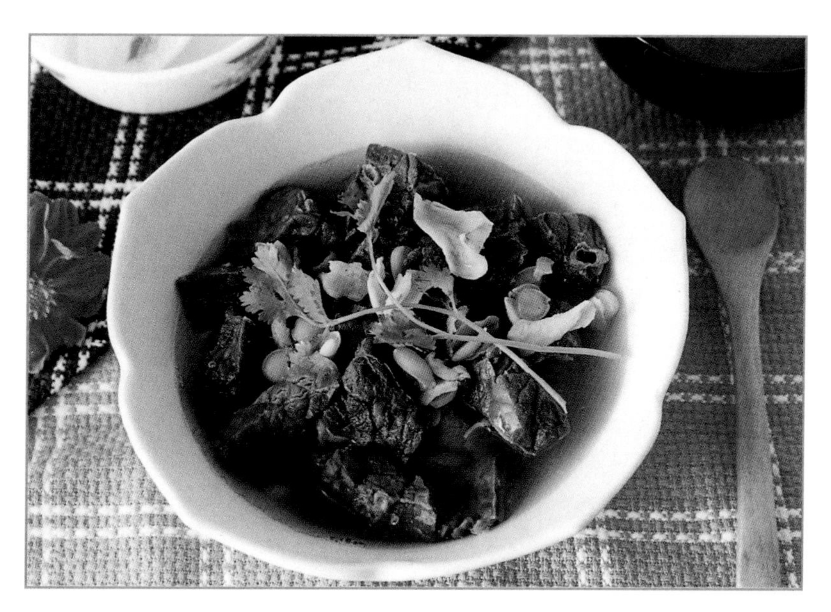

5 番茄豆腐

配料

豆腐約200克，番茄50克，香菇10克，青菜10克。

作料

精鹽10克，澱粉5克，味精2克，花生油15克。

製作

把豆腐切成骨牌大小塊狀，用開水燙一下；將香菇用開水泡開，洗淨，切成細絲。油菜洗淨，切成半寸長的短條；番茄切成小塊。將鍋燒熱，倒入花生油，油燒熱後，先炒香菇和油菜，隨後放入番茄塊、精鹽、溫水少許。湯開後放入豆腐，蓋上鍋蓋燜3～5分鐘，放入味精，用澱粉勾芡，稍候，即可出鍋。

營養成分

熱量1237千卡，蛋白質15克，脂肪22克，碳水化合物12克。

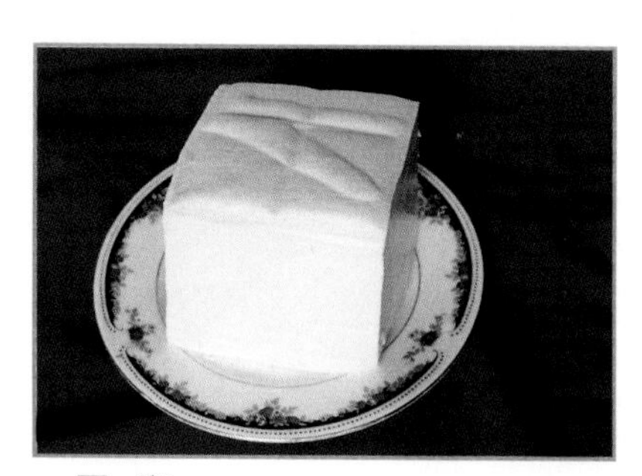

豆 腐

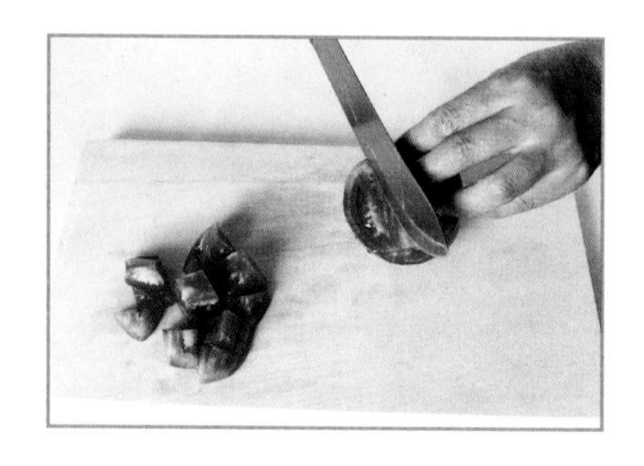

番茄富含多種維生素，營養豐富，可食可藥，具有健脾開胃、生津消暑的作用。與豆腐同燉，可促進人體對其植物蛋白的吸收。

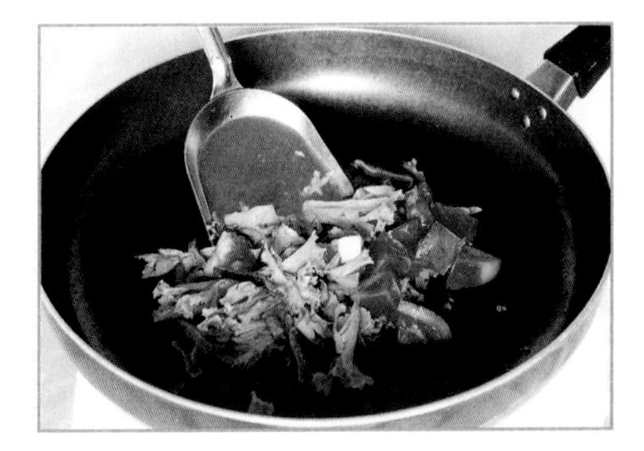

將切好的豆腐用開水燙一下；炒鍋燒熱，放少許油，先炒香菇、油菜，再放入番茄塊，加精鹽、溫水燉。

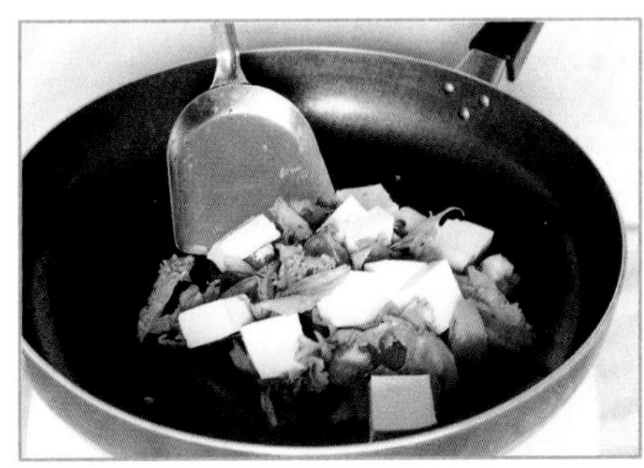

湯燒開後，放入豆腐，蓋上蓋燜3～5分鐘，放入味精，用澱粉勾芡，即可出鍋。

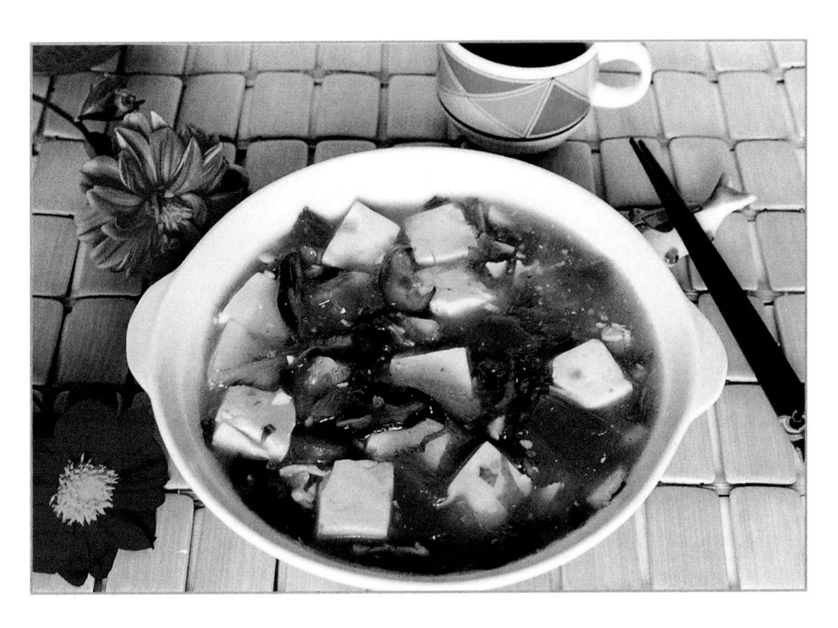

6 黃芪猴頭湯

配料

黃芪30克，猴頭菇150克，嫩雞肉250克。

作料

蔥白20克，食鹽、胡椒麵、酒、油適量。

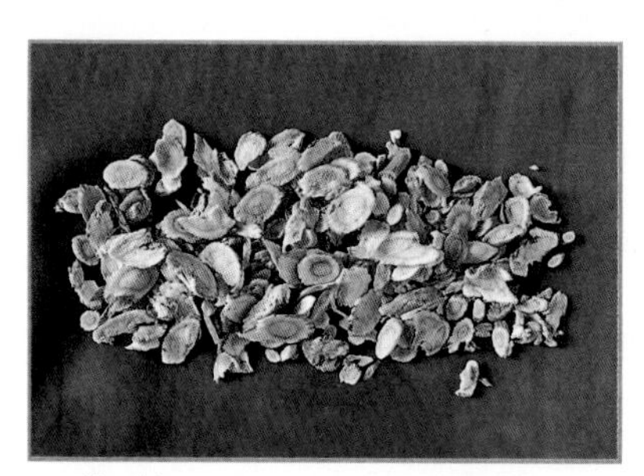

黃芪

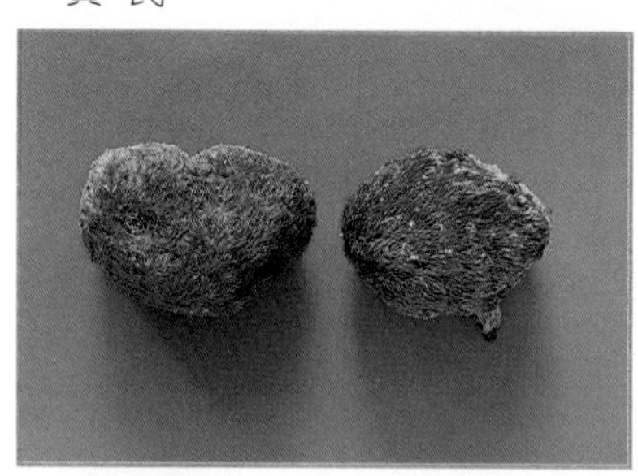

猴頭菇

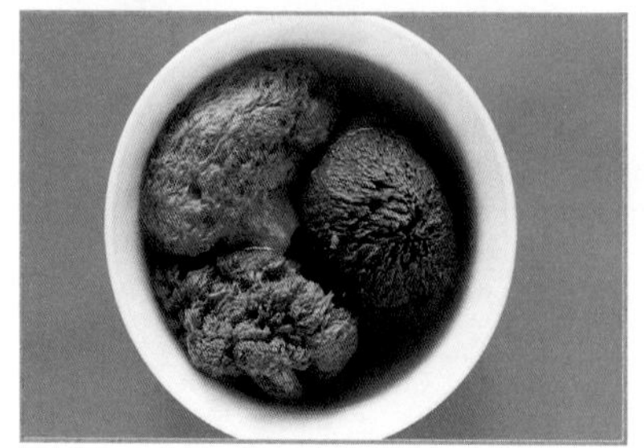

將猴頭菇用溫水泡發

製作

將猴頭菇用溫水泡發，洗淨，約30分鐘後撈出，剪去木質部分，切成薄片；雞肉切成長條狀；黃芪洗淨。鍋熱下油，放入猴頭菇、黃芪、雞條以及蔥、薑煸炒，再加入食鹽、紹酒和少量清湯，煨約半小時，撒入胡椒調勻即可。

功效

本品含有豐富的蛋白質，具有溫中益氣、補精添髓的作用；身體虛弱、氣虛的糖尿病患者可經常食用。

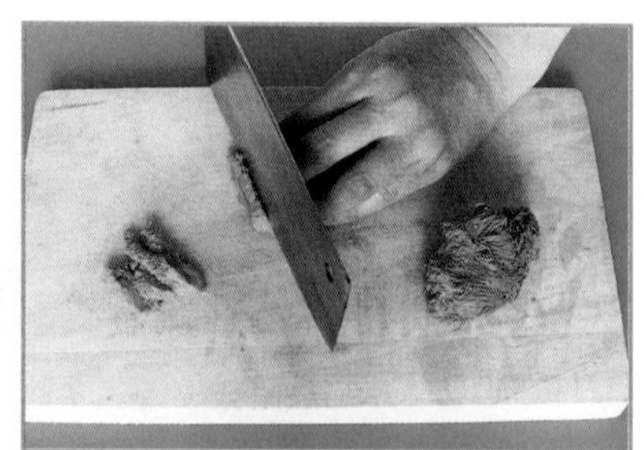

將泡好的猴頭菇切成細條。猴頭菇是一種食用菌，含有多種營養物質。

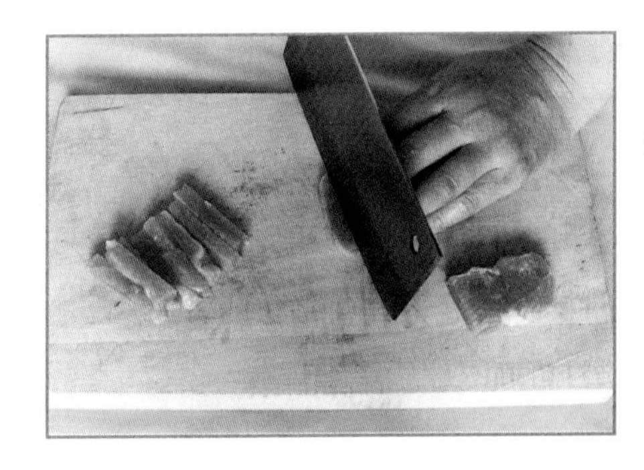

將嫩雞肉洗淨，切成細條。

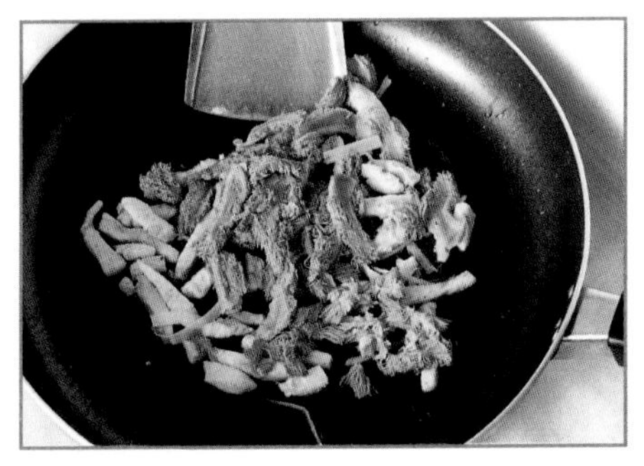

炒鍋燒熱，放少許植物油，燒開後放猴頭菇、黃芪、雞條煸炒再加入食鹽、紹酒和少量清湯，煨約半小時。

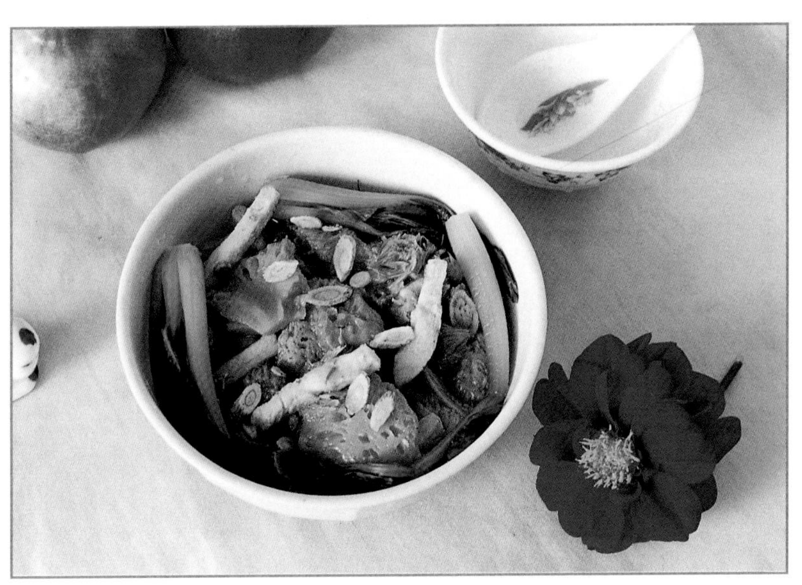

7 枸杞肉絲

配料

枸杞子100克，瘦豬肉500克，青筍10克。

作料

油、鹽、味精、紹酒、醬油少許。

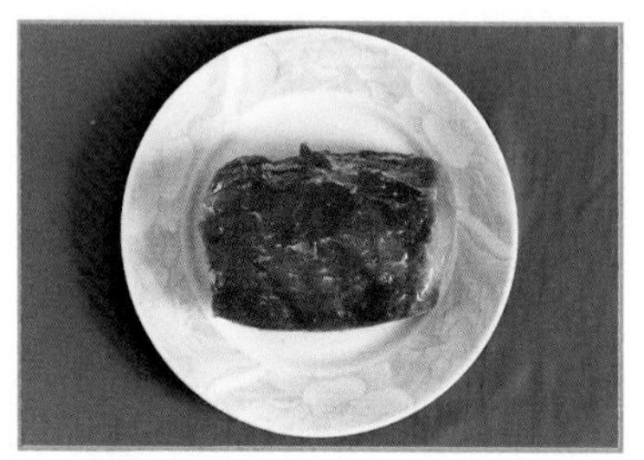

瘦豬肉

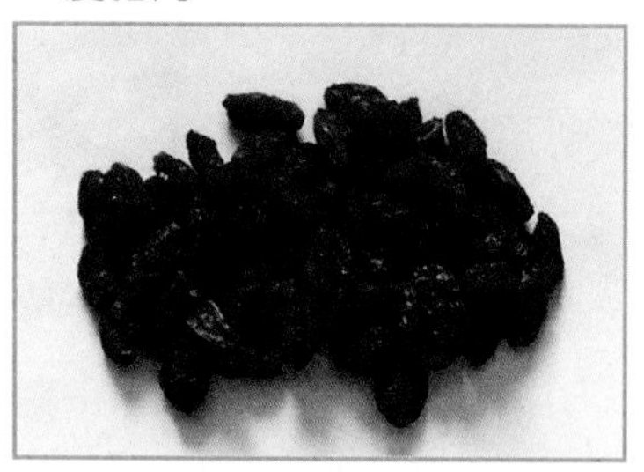

枸杞子為補肝腎之中藥，可用於治療消渴，具有補腎益精、養肝明目的作用。

製作

將青筍泡水3日，期間換水一次；或用水煮兩次。洗淨，切絲。將豬肉(最好是脊肉)洗淨，切絲。枸杞子洗淨備用。炒鍋燒熱後放入色拉油，油熱後加入肉絲翻炒，入紹酒，加糖、醬油、食鹽、味精、枸杞子，炒熟即可。

功效

具有補肝腎、抗老益壽之功效。用於經常感到渾身沒勁、性欲低下的糖尿病患者。

注意事項

冬季改用冬筍，也有此療效。

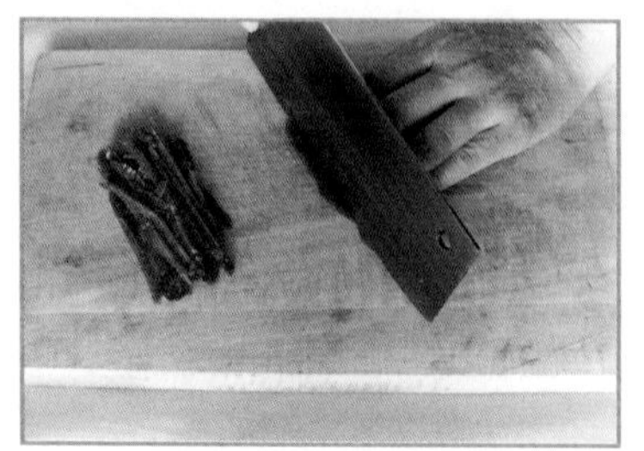

將豬肉洗淨，切成細絲。

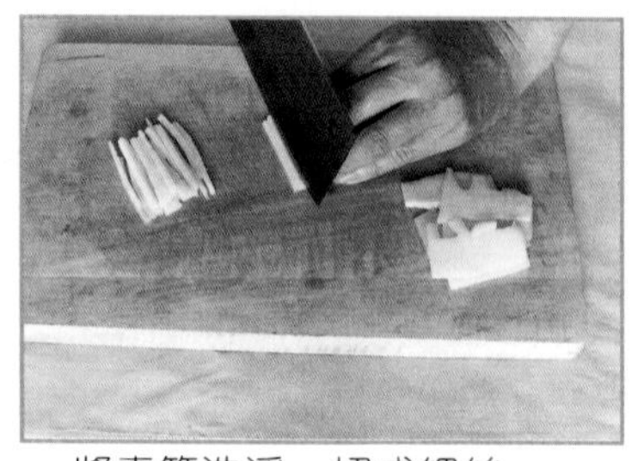

將青筍洗淨，切成細絲。

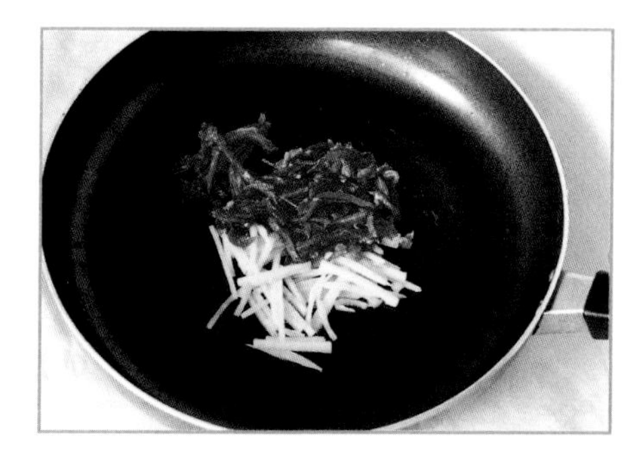

炒鍋燒熱，放入色拉油，油熱後加入肉絲翻炒，加醬油、糖、紹酒及筍絲煸炒。

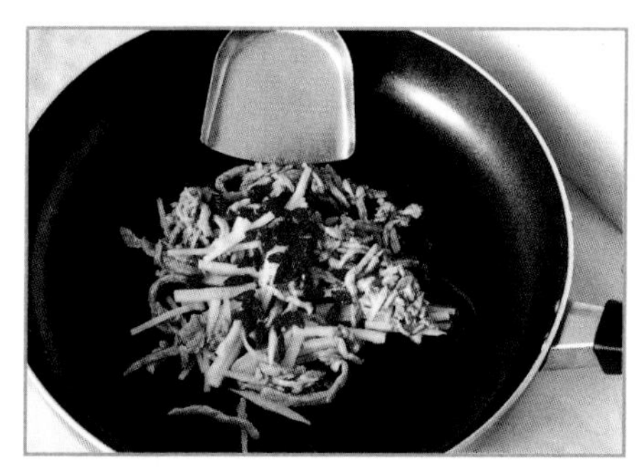

再放入洗淨去蒂的枸杞子，片刻即可出鍋。

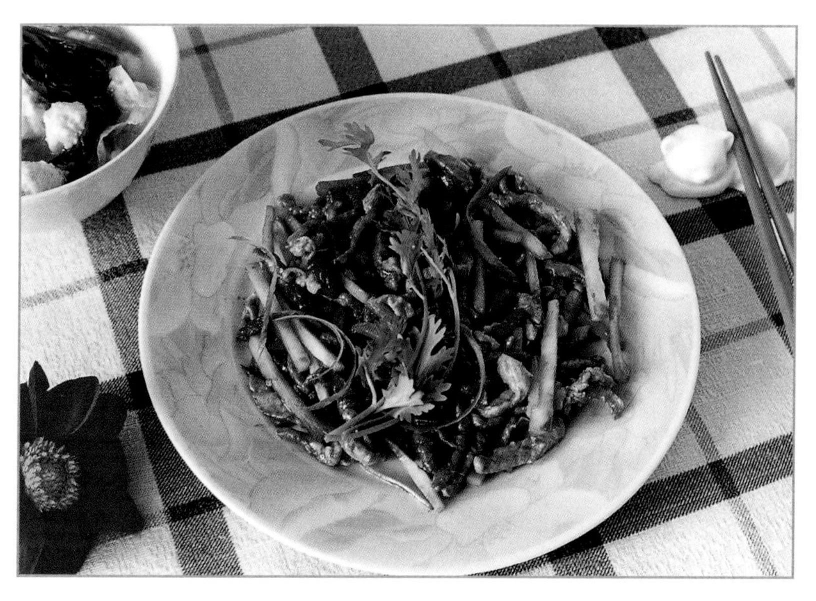

8 蘿蔔粥

配料

大蘿蔔3個，粳米50克。

作料

適量鹽。

製作

將蘿蔔切塊煮熟，絞汁備用，用汁煮粥，至粥熟即可。

功效

蘿蔔具有降低血膽固醇的作用，能清熱生津，可治糖尿病的消渴。對於肺燥乾咳、胃燥食欲不振也有療效。

注意事項

以白蘿蔔為佳。

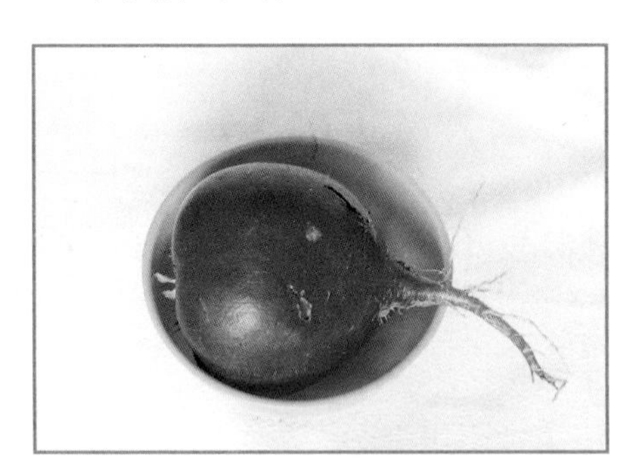

蘿蔔營養豐富，含有大量的糖類及多種維生素、胡蘿蔔素，有消食、理氣、化痰的作用。

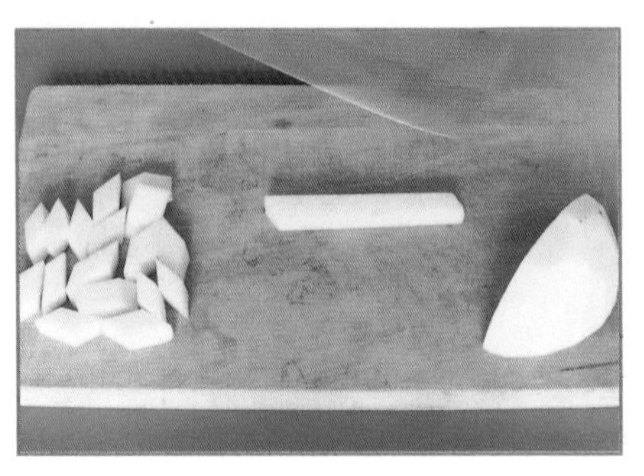

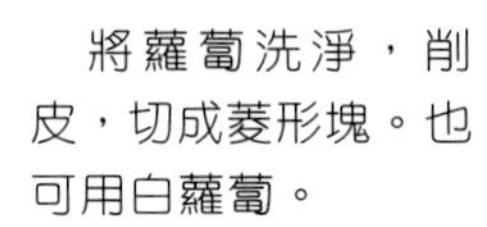

將蘿蔔洗淨，削皮，切成菱形塊。也可用白蘿蔔。

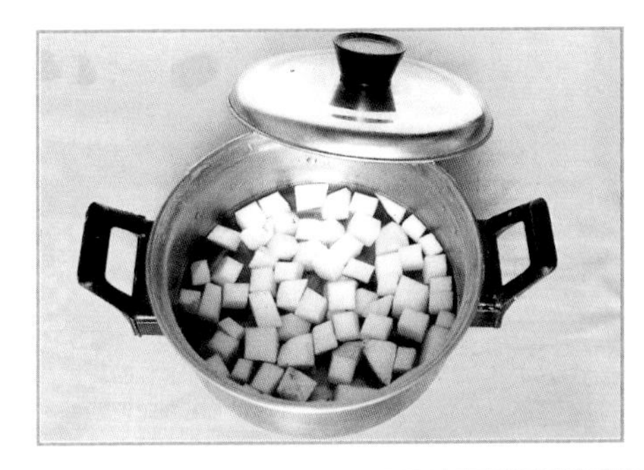

將切好的蘿蔔放入鍋中，加少量水，煮熟。取蘿蔔汁，備用。

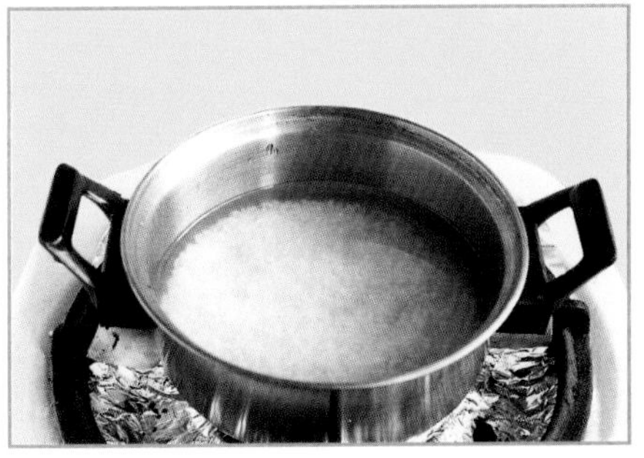

將淘淨好的粳米放入鍋中，加二三倍於米量的水，煮至粥熟。

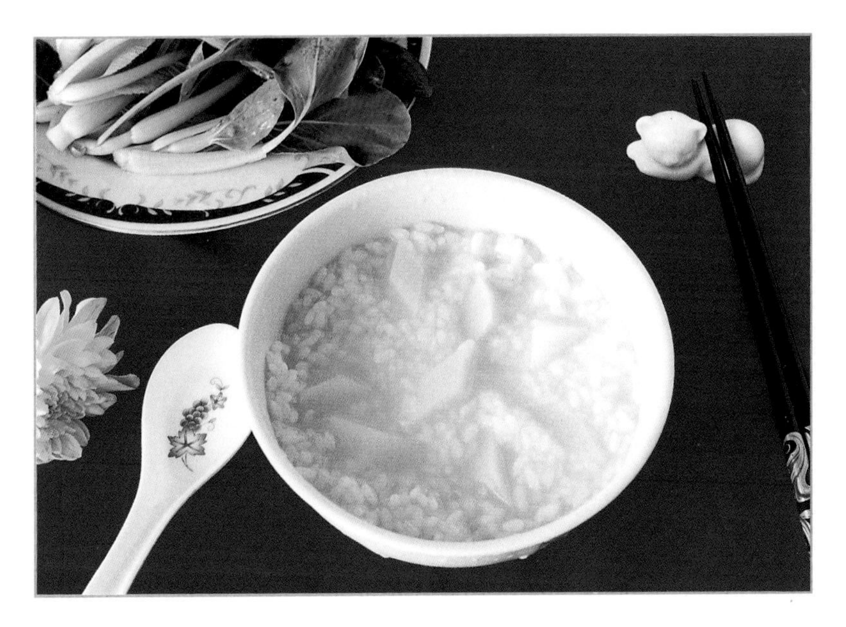

9 蓮藕排骨湯

配 料

蓮藕120克，排骨100克。

作 料

薑10克，鹽、味精少許。

製 作

將薑洗淨切片，待用；將蓮藕去節，洗淨切成大塊；排骨洗淨，斬成小塊，放入熱油鍋中略煸，加水適量，放蓮藕、薑片，用武火煮沸，後改用文火煨燉至肉爛，加入鹽及味精即可。

功 效

蓮藕是人們日常喜食的一種蔬菜，含有豐富的營養物質，可製成多種菜餚。生藕具有清熱潤肺、涼血解渴的作用；熟藕能健脾開胃、止瀉固精。此膳方具有滋陰潤燥、養血補血、補益胃及止血之功效，可用於脾胃虛弱、血虛，口乾煩渴等症。

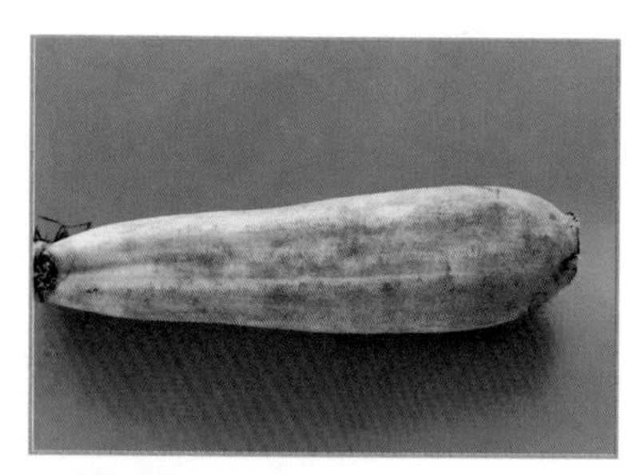

蓮 藕

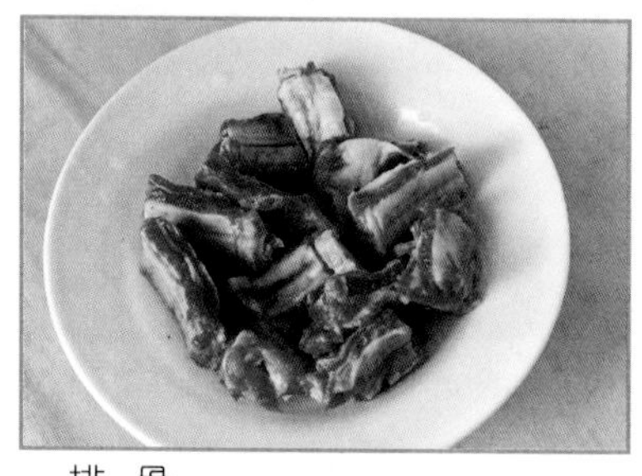

排 骨

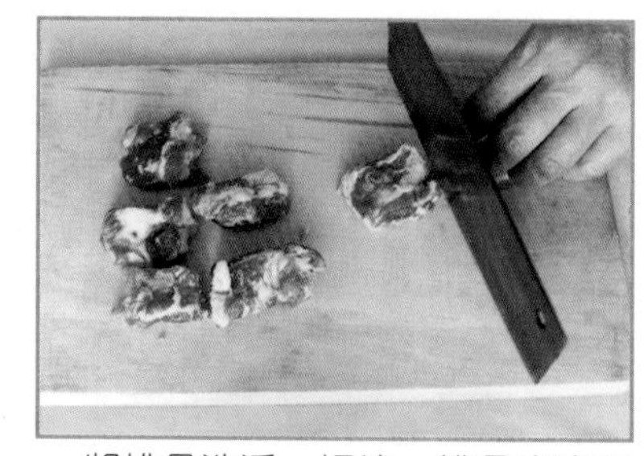

將排骨洗淨，切塊。排骨肉瘦而不柴，含有大量骨髓，能補腦。

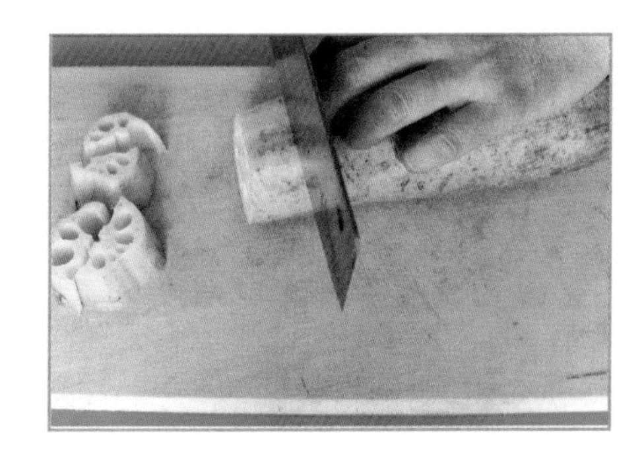

將鮮藕洗淨，去節，切成大塊。藕汁能潤肺止咳。

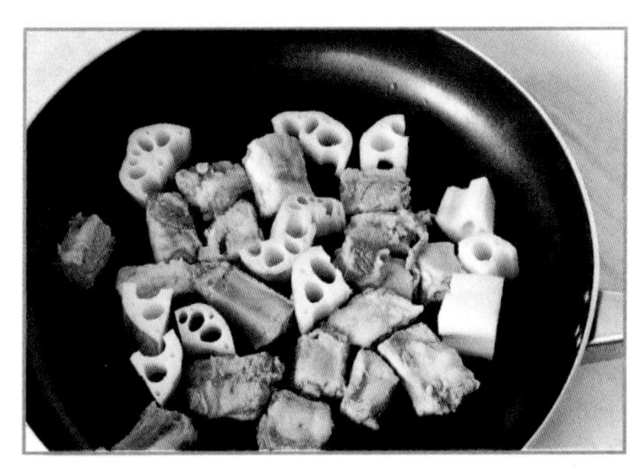

炒鍋燒熱，放入色拉油，油熱後加排骨煸炒，加水適量，放藕、薑片，用武火煮沸，改用文火燉至肉爛。

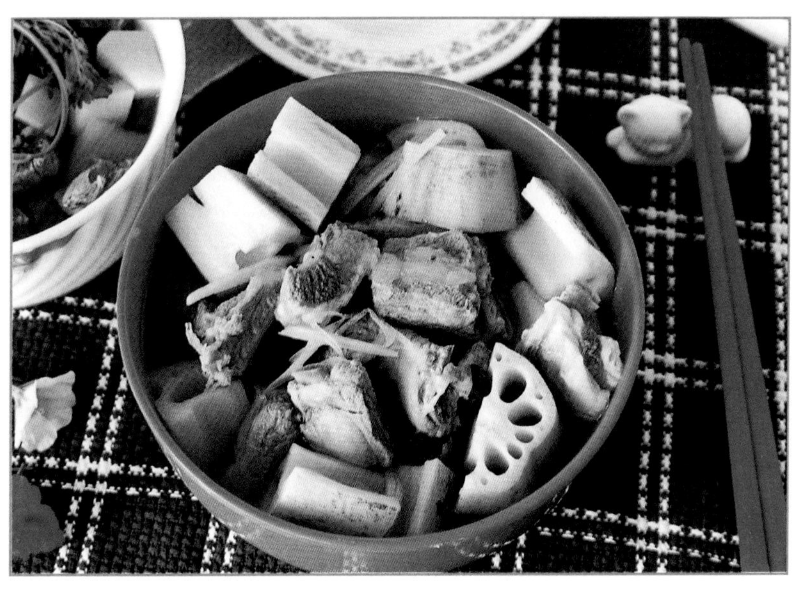

10 炒苦瓜

配料

苦瓜200克。

作料

油1湯匙，食鹽3克，味精少許。

製作

將苦瓜洗淨，剖開，去瓤，切成小片，放入熱油鍋中炒熟，放入食鹽、味精調味即可。

功效

具有清熱、解毒、明目的功效。可用於口舌生瘡、目赤腫痛等症。是夏季清熱解暑的常用食品。糖尿病人食用有一定的降尿糖作用。

注意事項

脾虛胃寒、大便溏泄者應少食。

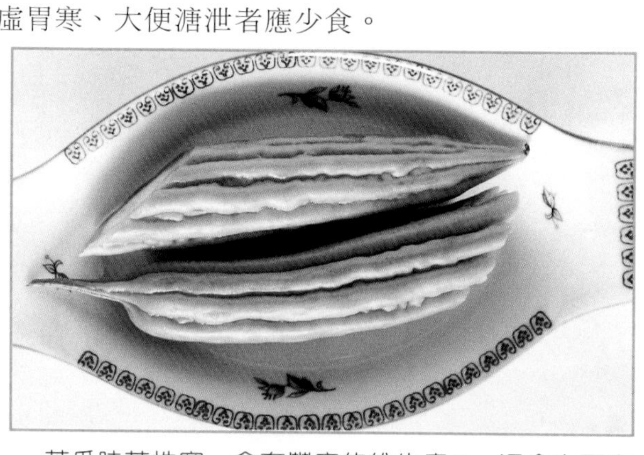

苦瓜味苦性寒，含有豐富的維生素C，還含有蛋白質、脂肪、碳水化合物、胡蘿蔔素、多種微量元素以及各種氨基酸。具有清熱、解毒、開胃、防暑等功效。據近來報道，苦瓜能提高人體的免疫功能。

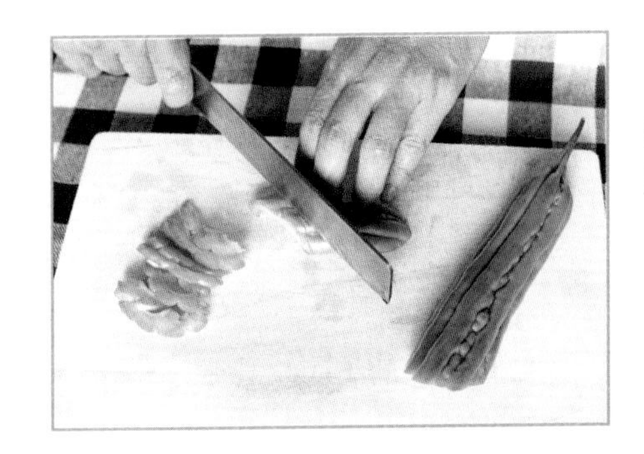

將苦瓜洗淨，剖開，去瓤，切成小片。

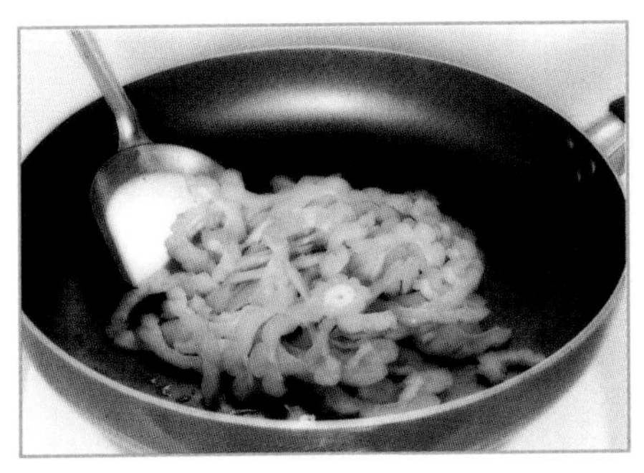

炒鍋燒熱，放入少許色拉油，燒開，放入切好的苦瓜炒熟，放入食鹽、味精調味。

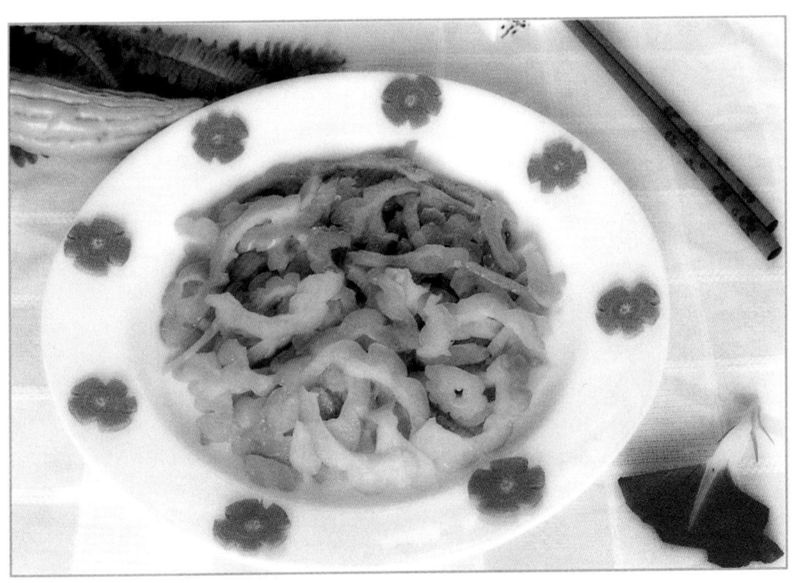

11 核桃仁炒韭菜

配料

核桃仁 60 克，韭菜 250 克。

作料

麻油15 克，食鹽、味精適量。

製作

先將核桃仁用沸水焯2～3分鐘，撈出後撕去表皮，或經油炸熟。韭菜洗乾淨，切成3 厘米長的段狀。炒鍋置火上燒熱後，待油七成熱時，下入韭菜與核桃仁共炒，放入適量食鹽與味精，裝盤即可。

功效

具有滋陰、強陽之功效，可用於糖尿病合併陽痿，渾身無力、腰膝酸軟等症。韭菜含有多種維生素和礦物質，並富含粗纖維，對高血脂、冠心病、糖尿病人有輔助治療作用。

注意事項

肝陽上亢所致的頭痛目赤、性情急躁者忌食。

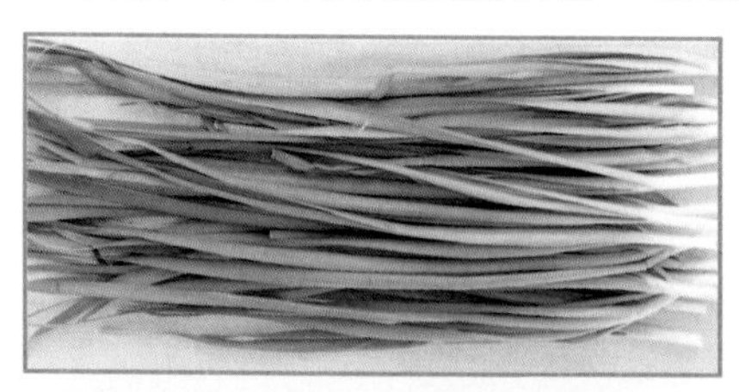

韭菜具有溫陽補虛、行氣理血、活血散瘀的作用。

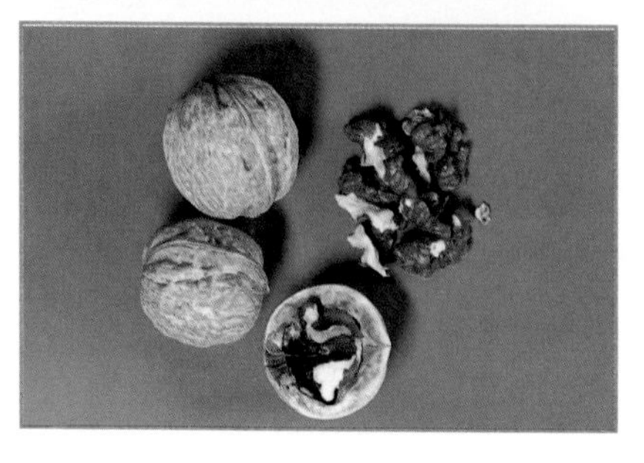

核桃仁含有大量的具有特殊結構的脂肪油、蛋白質等，是大腦組織及機體代謝的重要物質，是一種健腦益智的食品。

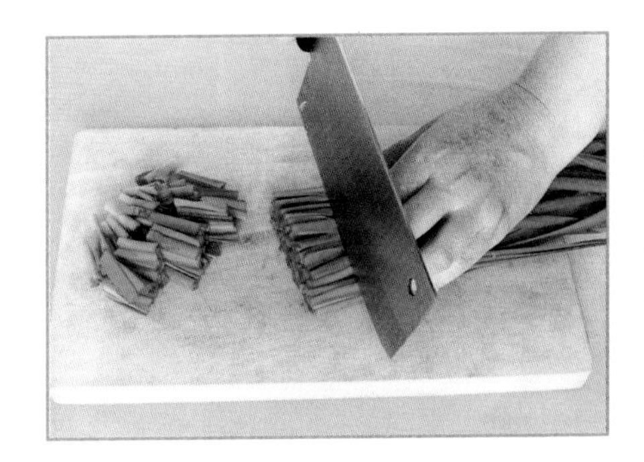

將韭菜擇洗乾淨，切成3厘米長的段狀。韭菜多有農藥殘留，吃前應泡透。

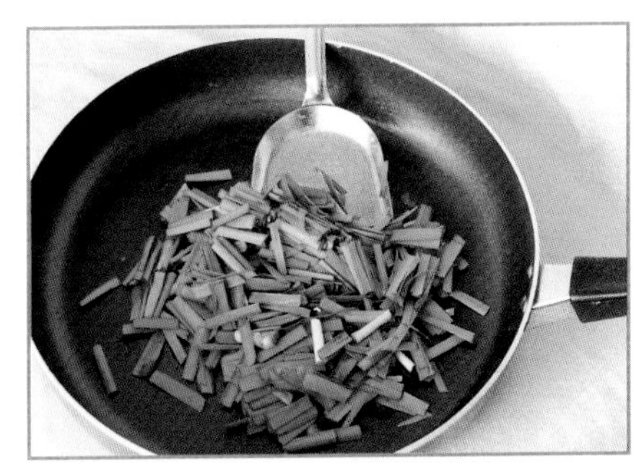

炒鍋燒熱，放植物油，待油七成熱時，下入韭菜與核桃仁共炒，放入適量食鹽、味精，即可出盤。

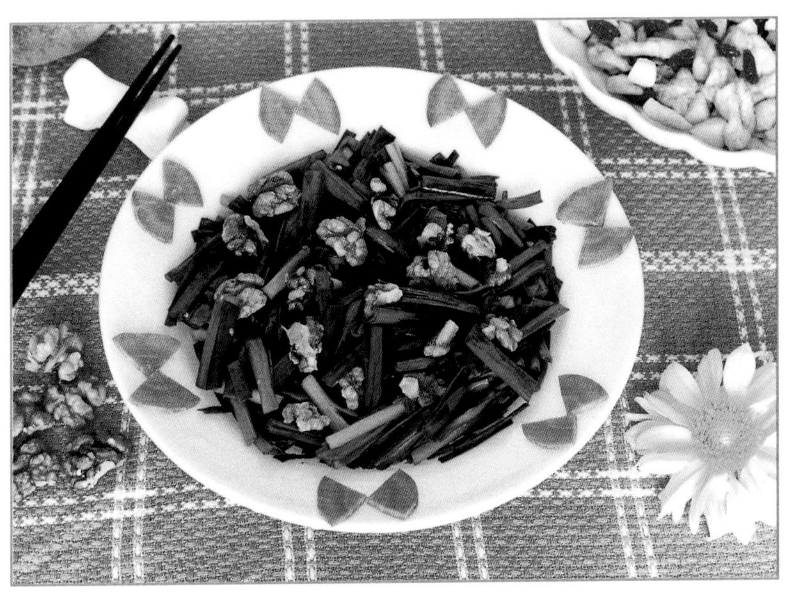

秋季飲食

1 蝦仁黃瓜丁

配 料

蝦仁 50 克，黃瓜 250 克。

作 料

植物油9克，料酒2毫升，醬油和鹽各4克，蔥、薑少許，澱粉 5 克。

製 作

將蝦仁洗好，用料酒、醬油和澱粉拌勻；黃瓜洗好，切成丁。倒油入鍋，油燒熱後先下蝦仁煸炒幾下起出；下黃瓜丁炒至半熟，加入其他作料及蝦仁，猛火快炒即可起鍋。

營養成分

熱量182千卡，蛋白質16克，脂肪10克，碳水化合物7克。

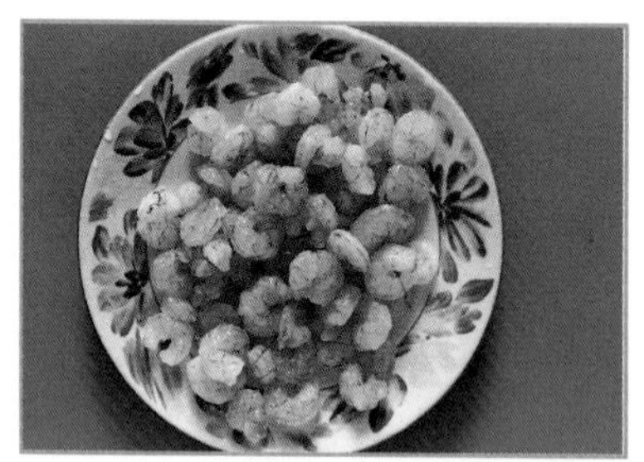

蝦仁、黃瓜。

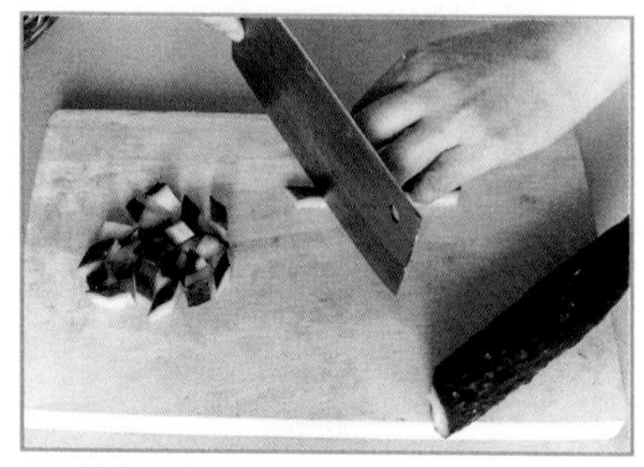

將黃瓜洗淨，切丁。

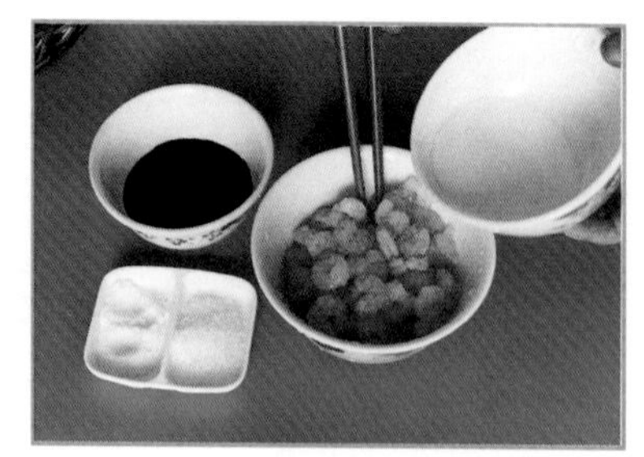

用料酒、醬油、澱粉把蝦仁拌好。

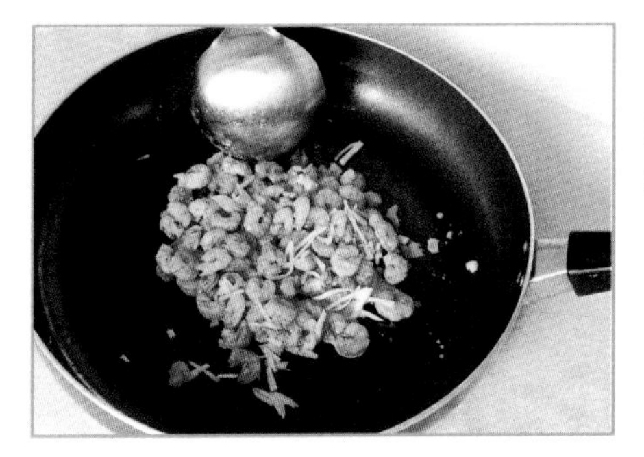

炒鍋燒熱，放入色拉油，油燒熱後先下蝦仁煸炒幾下取出。

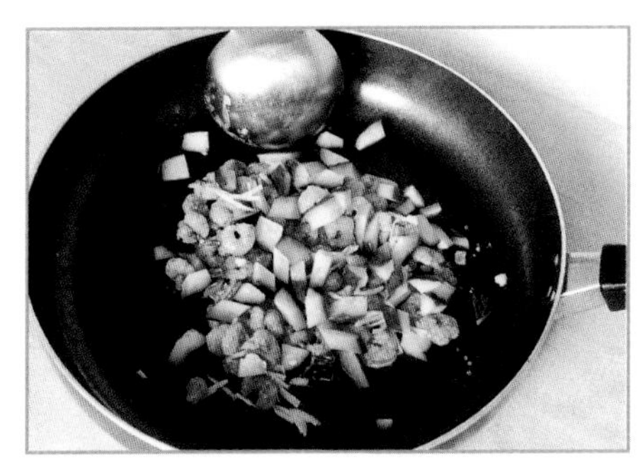

熱油燒開，下黃瓜丁炒至半熟，再加入作料和蝦仁，快炒即可出鍋。

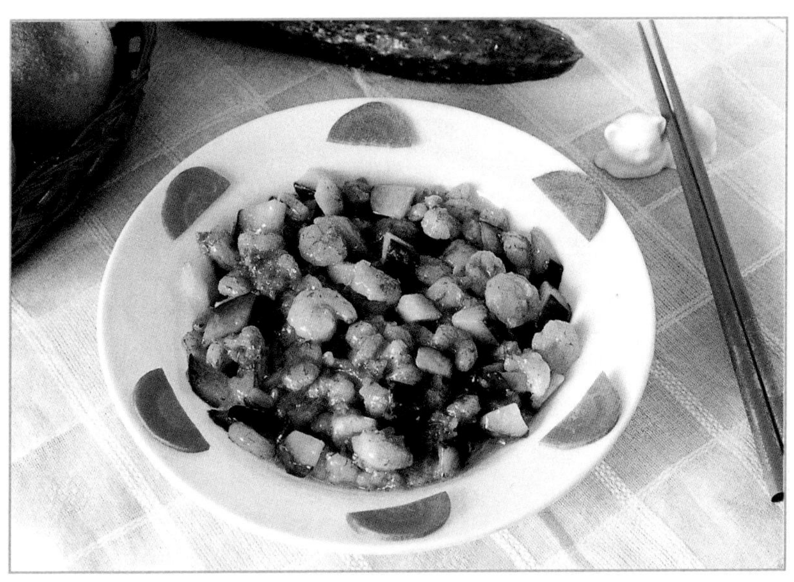

2 百玉蘋果瘦肉湯

配料

百合、玉竹各30克，蘋果1個，大棗5枚，陳皮5克，瘦豬肉100克。

作料

精鹽4克，味精1克。

製作

將蘋果洗淨，去核，切塊；百合、玉竹、陳皮分別用水洗淨；瘦肉洗淨，切成薄片，放入沙鍋中，加水適量，猛火煮沸，然後加入百合、玉竹、蘋果、大棗、陳皮等料。改用文火煲2～3小時，撇去湯面上的脂，加入鹽及味精即可。

功效

具有滋陰潤燥之功效，能治療便秘、口乾多飲、小便短赤、肺燥乾咳、多食善飢等症。據有關文獻記載，玉竹有降血糖及強心作用。

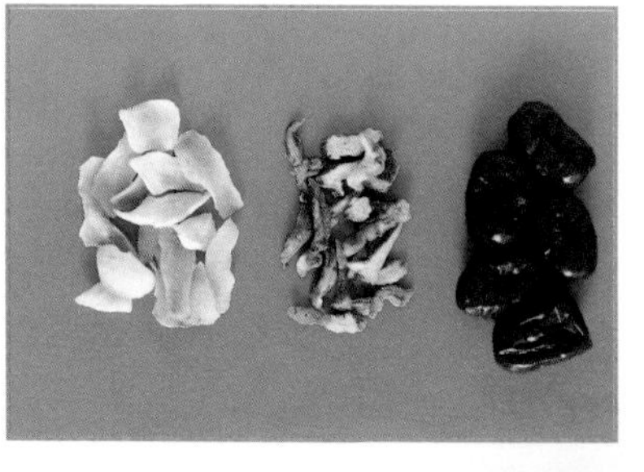

百合、玉竹具有養陰、潤燥、除煩、止渴的作用；大棗則能補氣。

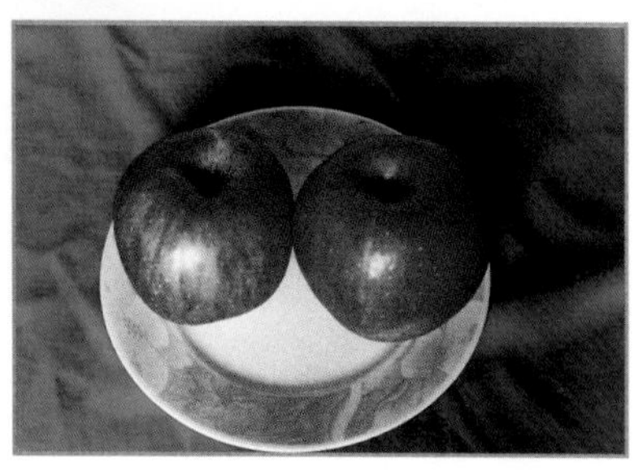

蘋果營養豐富，具有健脾益胃、生津潤燥的功效。

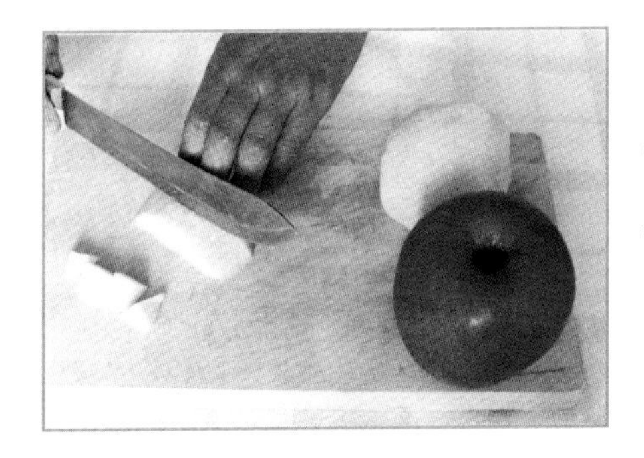

將蘋果洗淨，削皮，切成小塊。蘋果中所含礦物質能抗衰老。

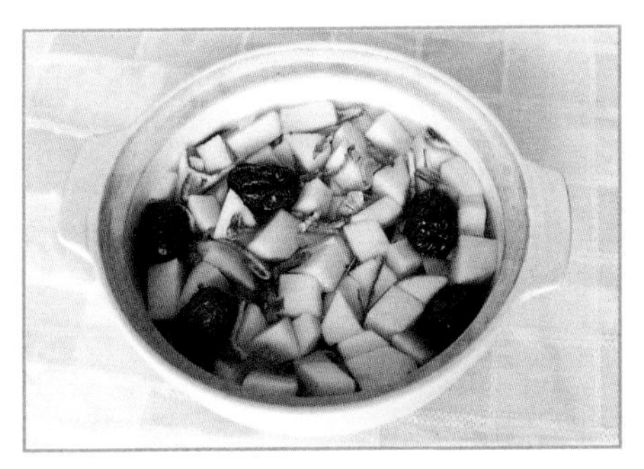

將豬肉切成薄片，放入沙鍋中，加水適量，以武火煮沸，再加入百合、玉竹、蘋果、大棗、陳皮，用文火煲2小時。

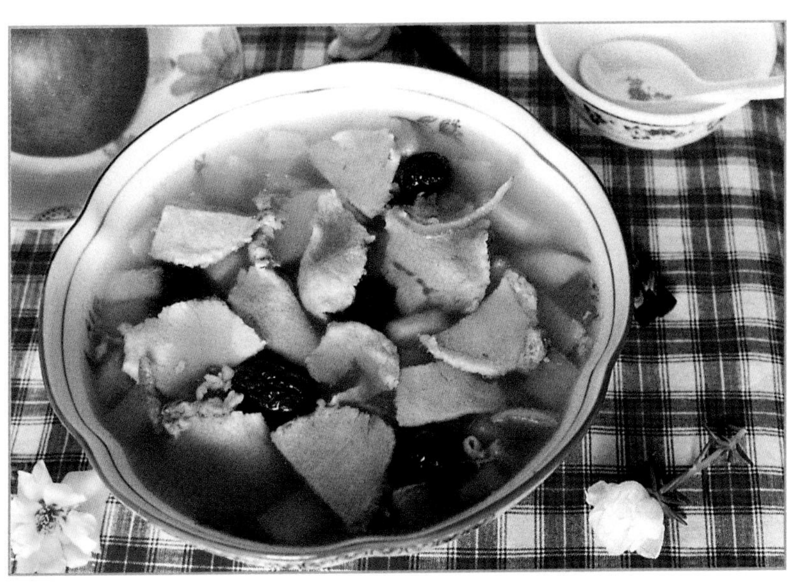

3 熘肝尖

配 料

豬肝 50 克，胡蘿蔔 20 克，黃瓜 20 克。

作 料

植物油8克，醬油、料酒、食鹽適量，味精1克，蔥、薑、蒜末少許。

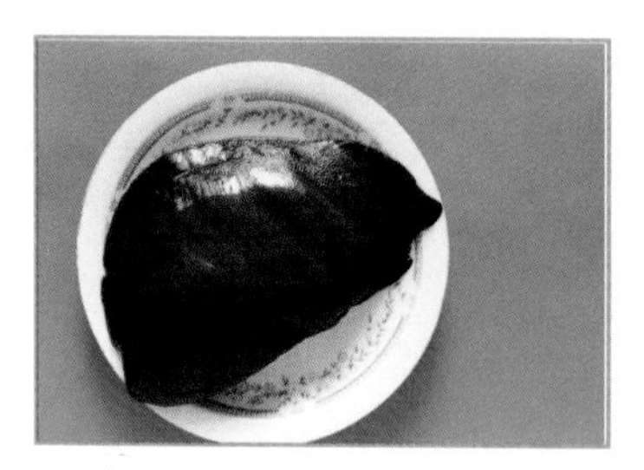

豬 肝

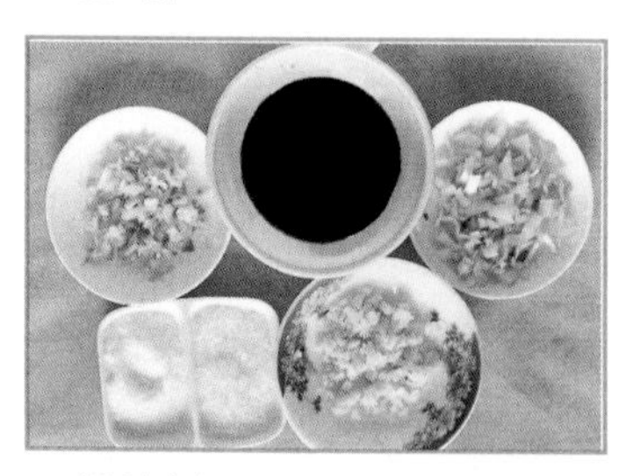

調味料

製 作

將豬肝、胡蘿蔔、黃瓜分別洗淨切片。將食鹽、料酒、醬油、蔥（切碎）、薑（切碎）、蒜末調成碗汁。鍋內放油燒熱，放入肝片，猛火爆炒數下，放入胡蘿蔔、黃瓜片和碗汁，猛火炒至熟即可。

功 效

具有養陰和胃之功效。此外，胡蘿蔔有多種維生素，還能增加冠狀動脈血流量，降低血脂、降低血糖。是合併有高血脂、冠心病的糖尿病人的食療佳品。

注意事項

大便稀溏、食欲不振者慎食。

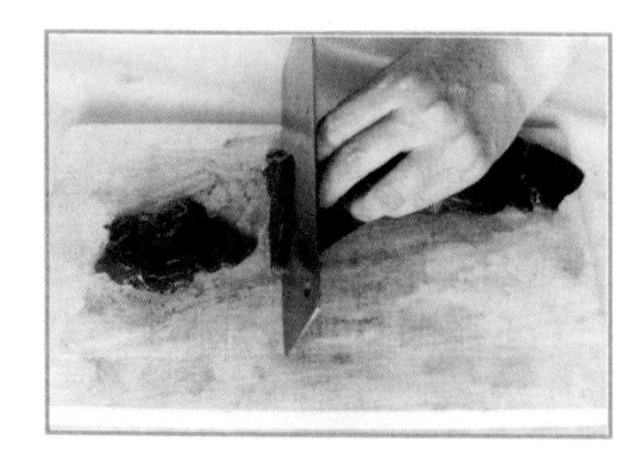

切豬肝

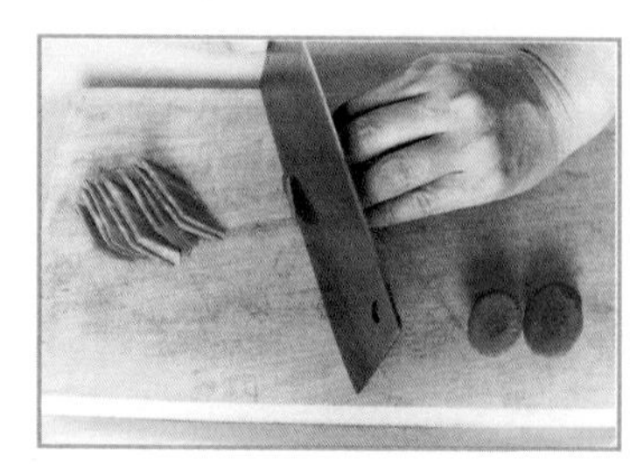

切胡蘿蔔片

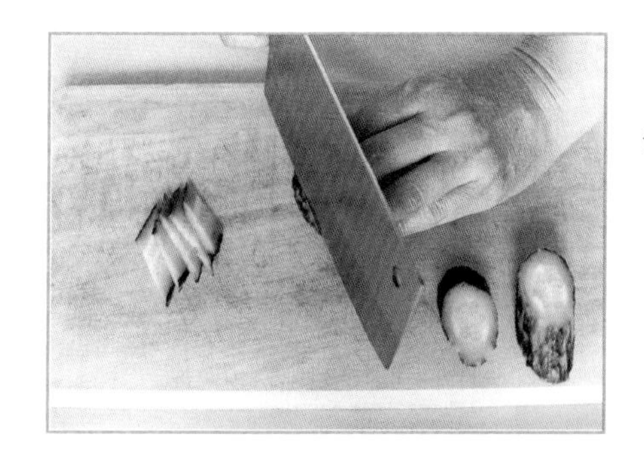

將黃瓜片洗淨，切成薄片。

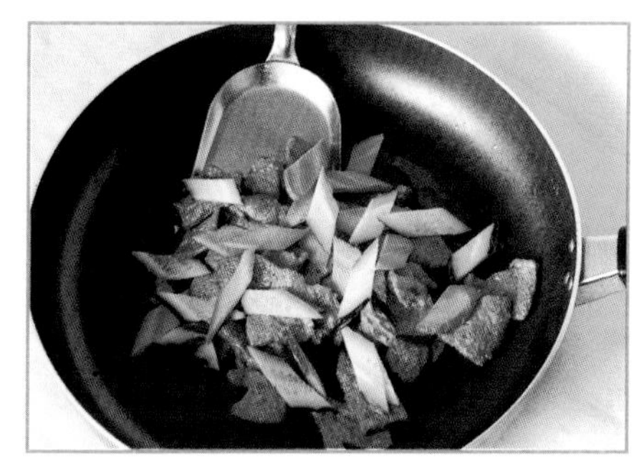

炒鍋放油燒熱，放入肝片，猛火爆炒，再放入切好的胡蘿蔔片、黃瓜片，猛火炒熟即可。

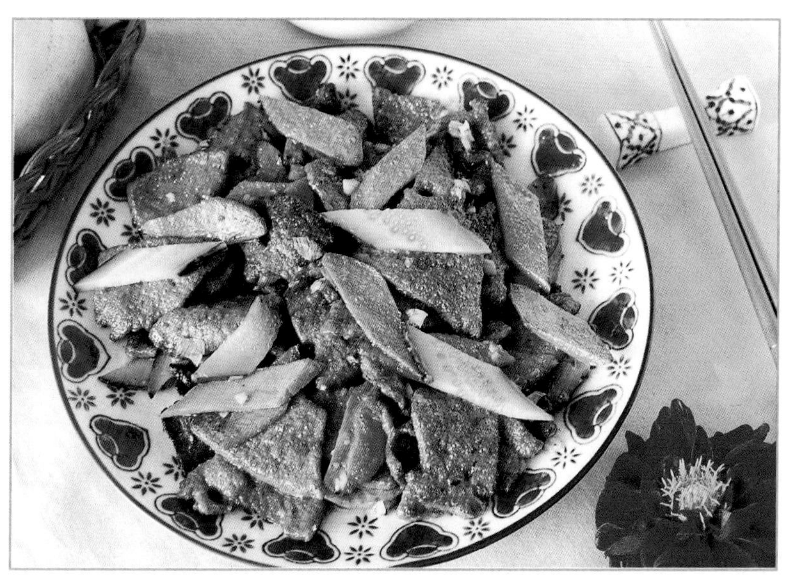

4 洋參排骨湯

配料

西洋參5克，陳皮3克，豬排骨150克。

作料

精鹽、味精少許。

製作

將豬排骨洗淨，斬成小塊。將西洋參洗淨，切成薄片。沙鍋中加入清水適量，先用猛火煲至水開，然後放入上述用料，煮沸後改用文火煲3小時，其間撇去湯麵油沫。點入精鹽及味精調味即可。

功效

具有生津止渴、清熱潤燥、滋陰養顏、開胃之功效。適用於咽乾口燥、心煩口渴的患者。

注意事項

食欲不振時可將陳皮加至5克。

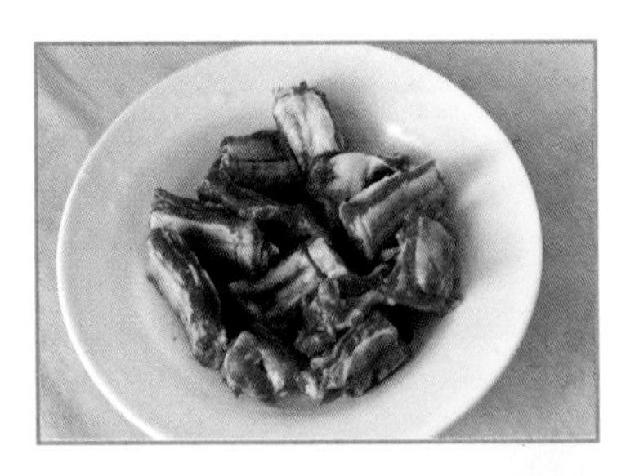

排骨肉含有豐富的蛋白質，骨髓中含有骨髓油，具有補鈣、補腦的作用。

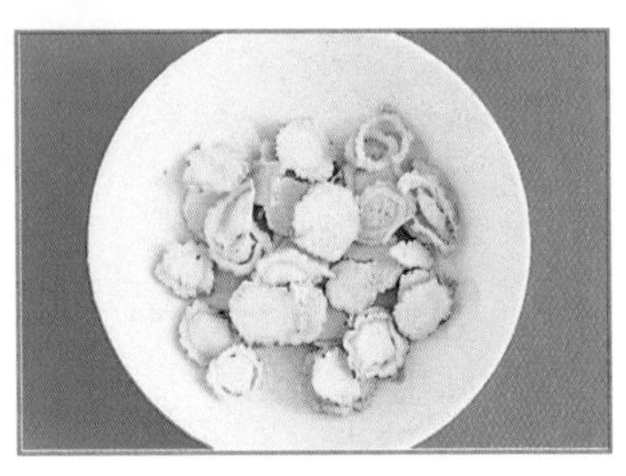

西洋參又名花旗參，具有益肺陰、清虛心及生津止渴的作用。

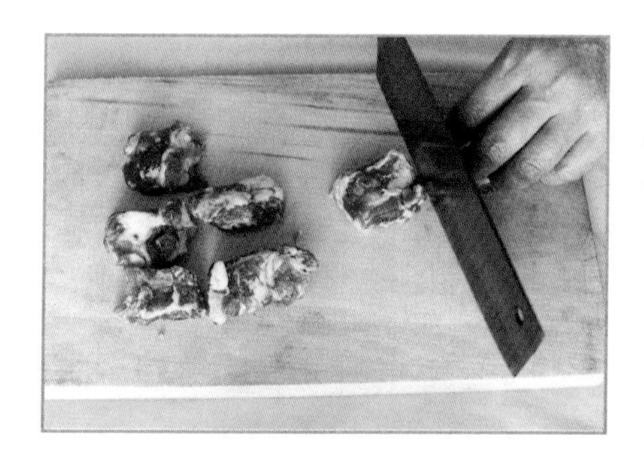

將豬排骨洗淨，切塊，用沸水焯一下。

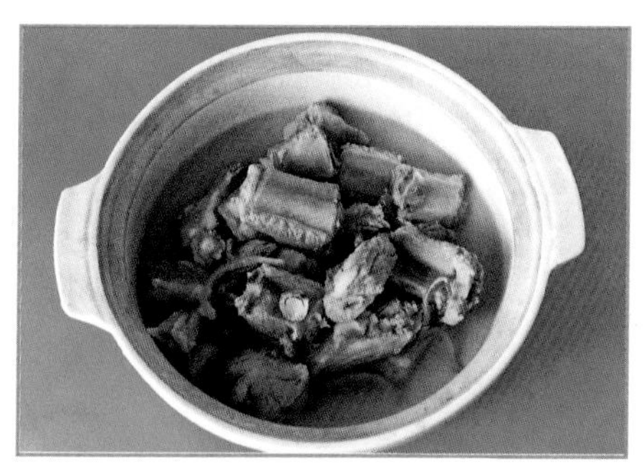

沙鍋中加適量清水，用猛火燒開，放入焯過的排骨和西洋參，煮沸後撇去油沫，改用文火煲3小時，加精鹽、味精調味。

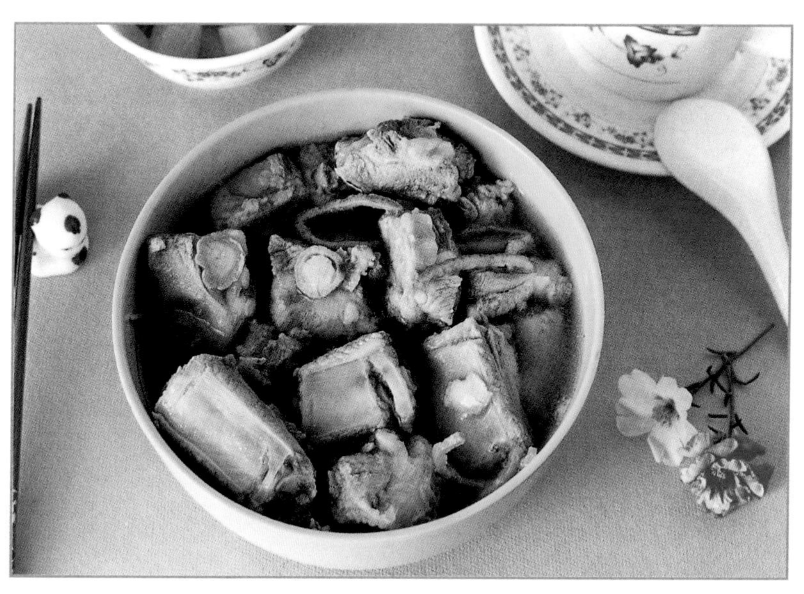

5 兩黃瘦肉湯

配料

瘦豬肉100克，黃精15克，黃芪15克，枸杞子10克。

作料

精鹽少許。

製作

將黃精、黃芪、枸杞子用水洗淨。把豬肉洗淨，切成片。沙鍋中加入適量清水，猛火煮沸，放入上述用料，煮沸後改用文火熬2～3小時。其間撇去湯麵泡沫。放精鹽調味即可。

功效

治療肝腎虧虛而致的頭暈眼花、腰膝酸軟、氣短乏力等症。其中黃精對腎上腺素引起的血糖過高有抑制作用，對治療高脂血症、動脈粥樣硬化有一定的療效。而黃芪、枸杞子也有降血糖作用。

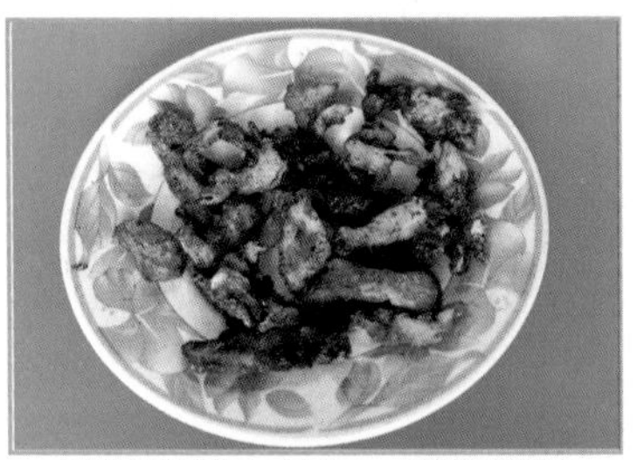

黃精能補中益氣，滋陰潤肺。

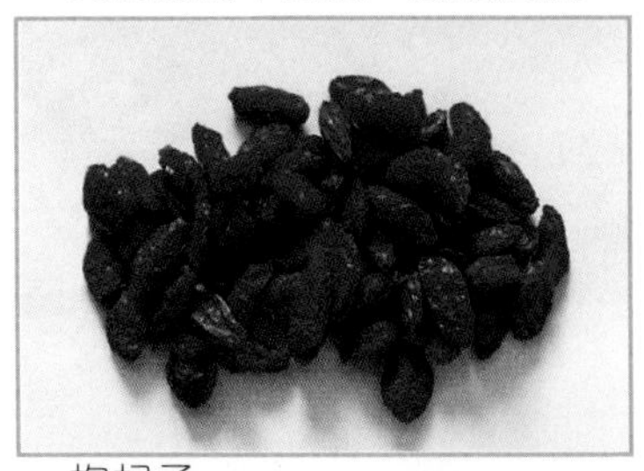

枸杞子

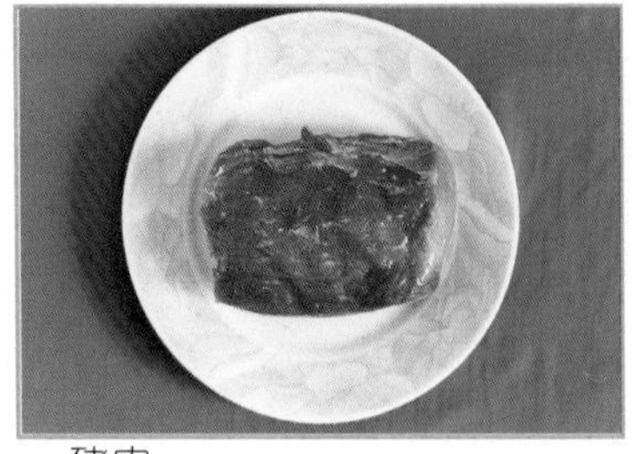

豬肉

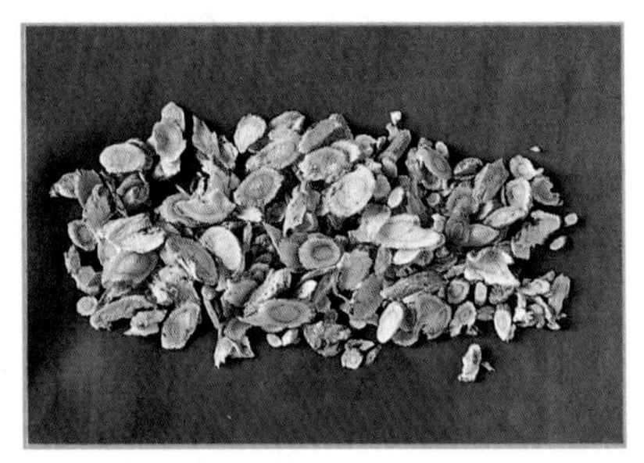

黃芪具有補氣升陽、固表出汗的作用。

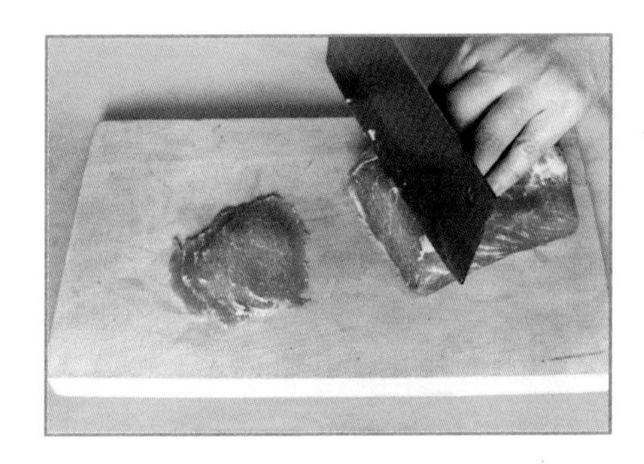

將豬肉洗淨，切成薄片。

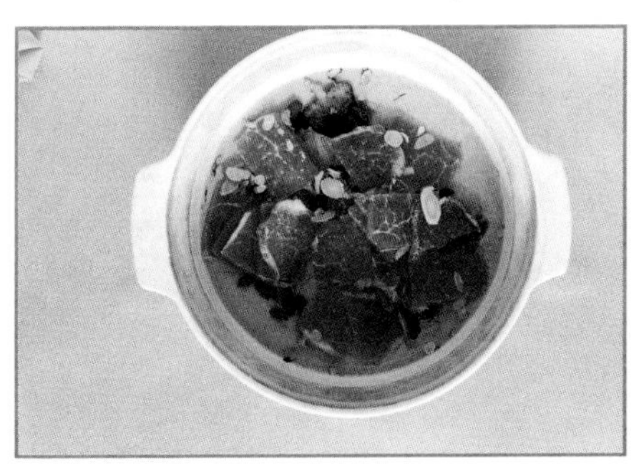

沙鍋中加適量清水，猛火煮沸，放入肉片和其他配料，沸後改文火熬2～3小時，其間撇去浮沫。

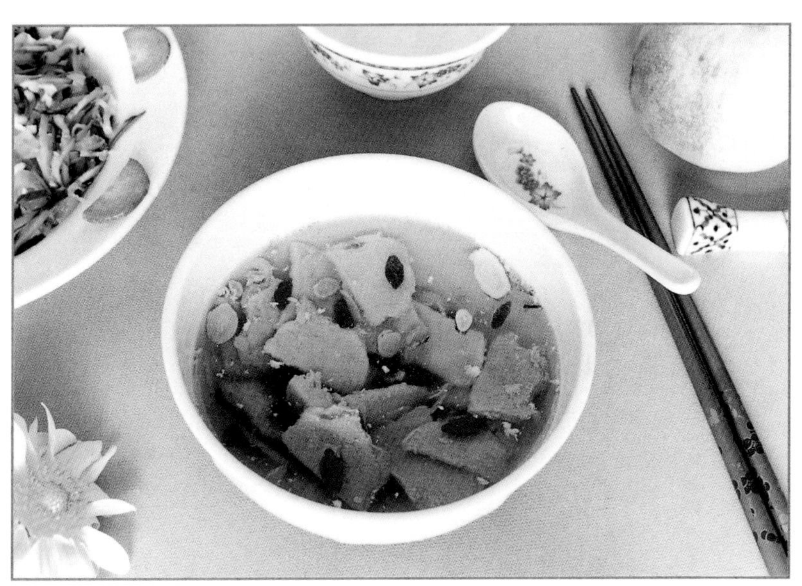

6 蘋果粥

配料

鮮蘋果一個，粳米150克。

製作

將蘋果洗淨去核，切片；粳米洗淨，與蘋果一起放入鍋中，加水適量。先用武火煮沸，再改文火煮至米爛即可。

功效

具有滋陰清熱、生津止渴、補脾益氣的功效。用於食欲不振、咽乾口燥等症。對於糖尿病人尿多以及糖尿病酮症酸中毒出現嘔吐頻繁時，可適量多食蘋果，有利於補充鉀及維生素，調整水及電解質紊亂，並可減少酸中毒症狀。同時，對糖尿病合併高血壓患者也有一定的輔助作用。

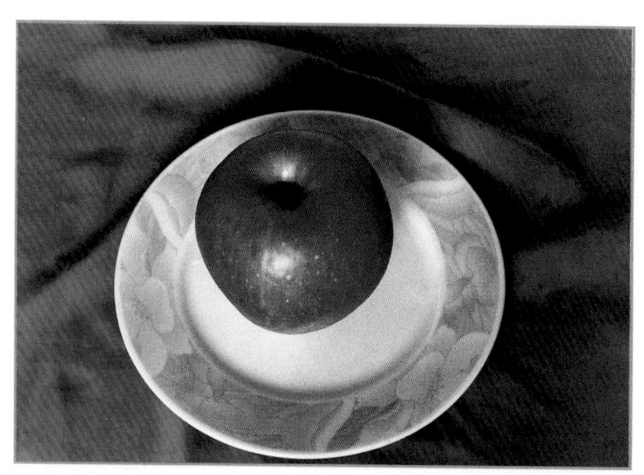

蘋果性涼味甘、酸，主要含有碳水化合物，還含有有機酸和鞣酸，有機酸可刺激腸道使大便鬆軟而通暢；鞣酸可以止瀉，所以蘋果既可止瀉又可通便。

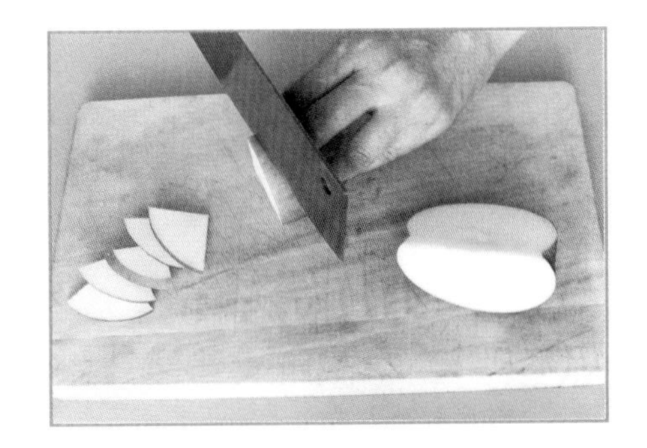

將蘋果洗淨，切成薄片。

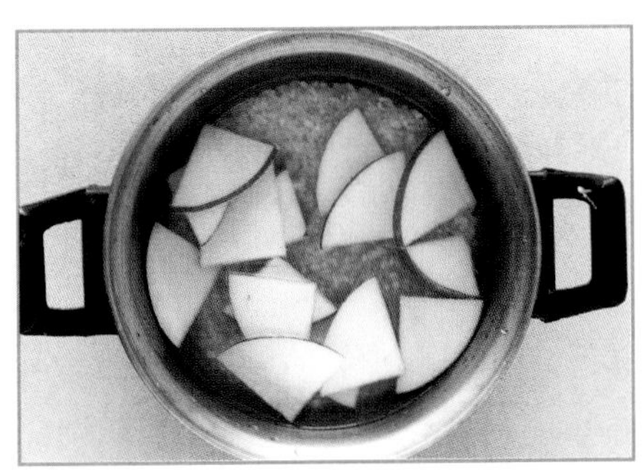

將粳米淘洗乾淨，與蘋果片一起放入鍋中，先用武火煮沸，再改文火煮至米爛即可。

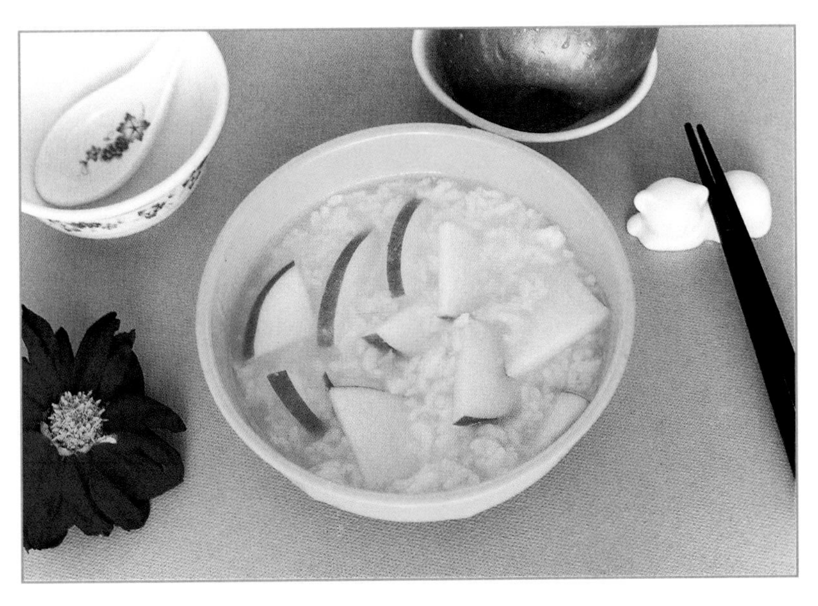

7 冬瓜薏仁燉海參

配料

冬瓜200克，薏苡仁100克，海參120克。

作料

植物油1匙，食鹽及味精少許。

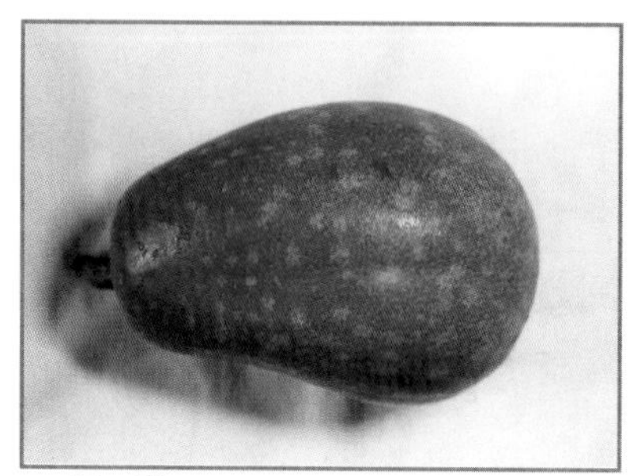
冬瓜

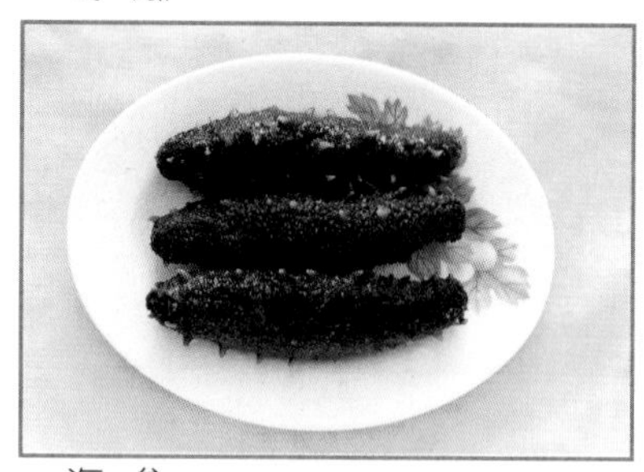
海參

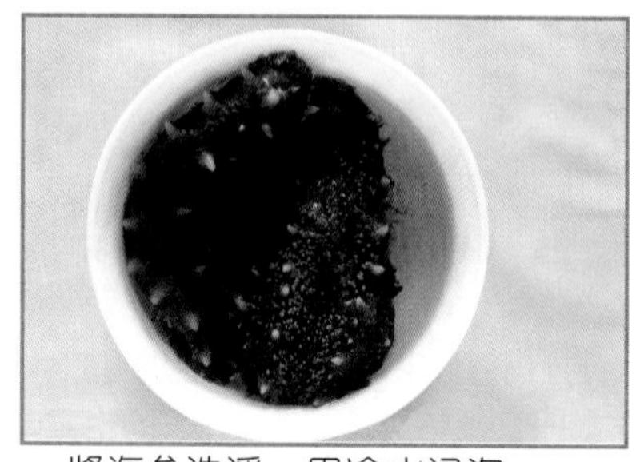
將海參洗淨，用冷水浸泡。

製作

將薏苡仁洗淨，備用；冬瓜洗淨，切塊；海參泡發後洗淨，切成若干段。一起放入鍋內，加清水適量。先用武火煮沸，改用文火燉至薏苡仁熟後，放入油、鹽、味精調味即可。

功效

海參營養豐富，含有蛋白質、氨基酸、維生素和礦物質，具有抗衰老作用，其中的多糖成分能抑制癌細胞的生長、轉移。此膳方具有健脾利濕、養陰益腎、潤腸通便之功效。適用於糖尿病腎病陰虛水腫的病人。

注意事項

海參含鉀偏高，故腎病高血鉀者忌用。

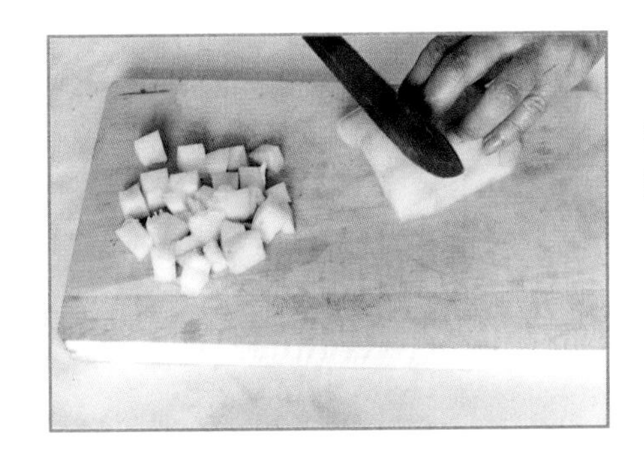

將冬瓜洗淨，削皮，切成塊狀。

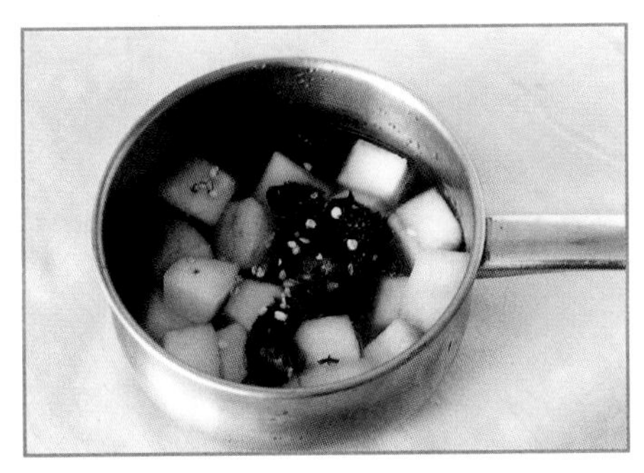

鍋中加入切好的海參、冬瓜和淘淨的薏苡仁，用武火煮沸，改用文火燉至薏苡仁爛熟為止。

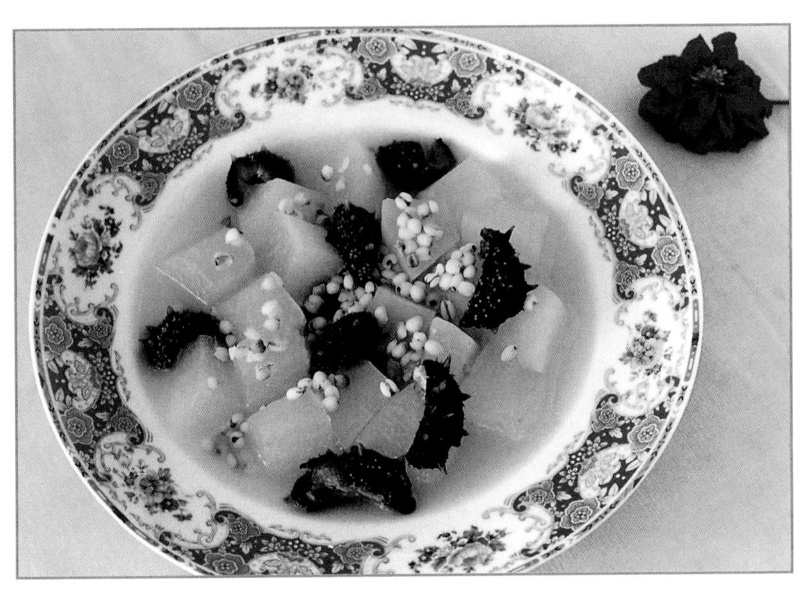

8 葡萄消渴飲

配料

葡萄適量。

製作

將葡萄洗淨，用榨汁機榨汁或搗碎取汁，入沙鍋熬稠，加蜂蜜少許。

功效

葡萄味甘酸，入脾、肺二經，具有補氣血、強筋骨、利小便的作用。常飲葡萄汁可達到預防並輔助治療消渴。

注意事項

葡萄含糖分較多，應適量飲用，並相應減少其他食物進食量，以控制熱量攝入。咳嗽痰多者忌用。

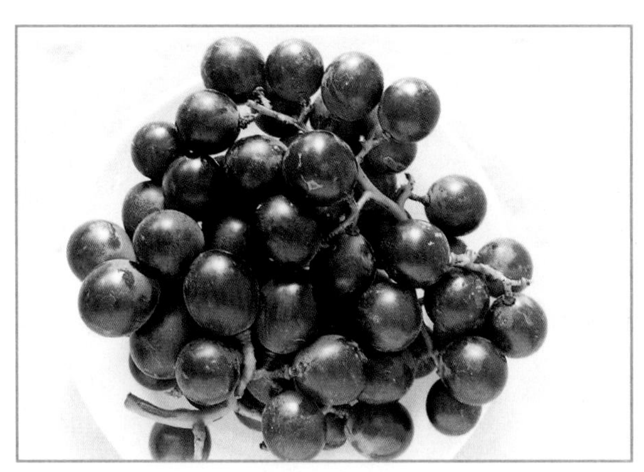

葡萄含糖量較高，主要為葡萄糖、果糖。還含有多種維生素、礦物質，具有滋陰補血、強筋骨、利小便的作用。

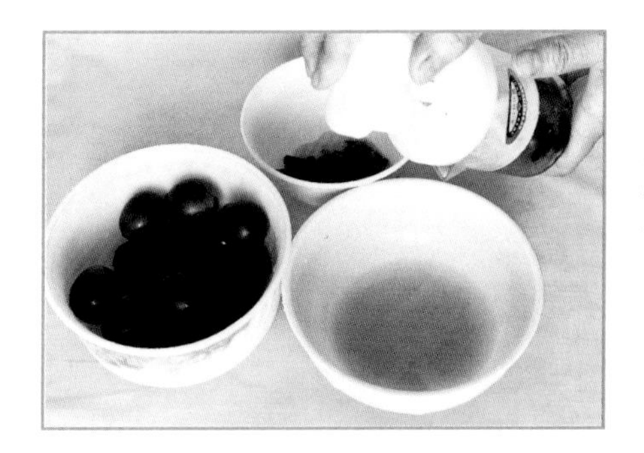

將葡萄洗淨，用榨汁機或簡易榨取器榨汁，也可搗碎取汁。

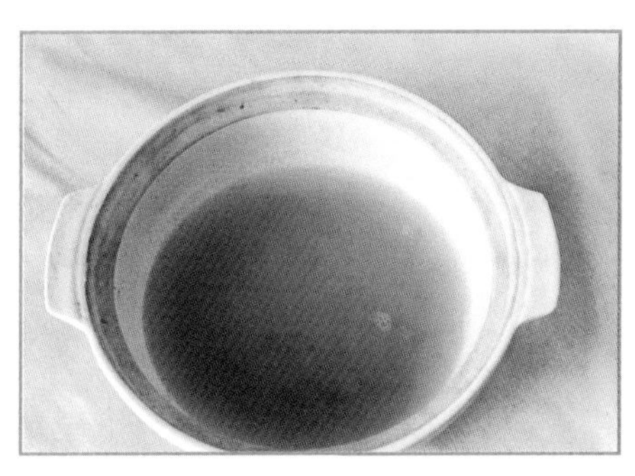

將取出的葡萄汁放入沙鍋，熬至稠狀，加入少許蜂蜜。

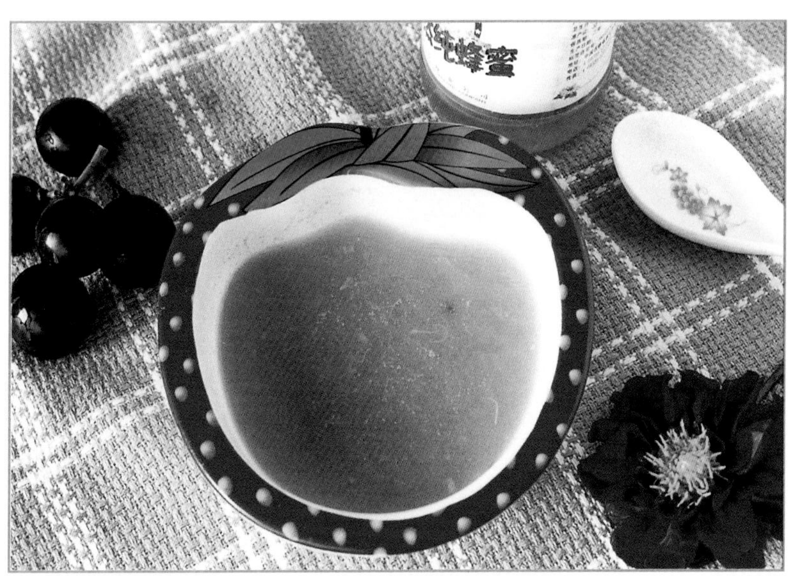

9 甲魚玉米鬚湯

配料

甲魚1 隻，玉米鬚100 克（乾品50 克）。

作料

蔥、薑、鹽、黃酒各適量。

製作

將甲魚去頭、爪，洗淨內臟，燙10分鐘；玉米鬚洗淨裝紗布袋中，與甲魚一起放入沙鍋中，加蔥、薑、鹽、黃酒，文火燉熟。

功效

具有滋陰、補血、降糖、降壓的效用。適用於糖尿病合併高血壓的患者。

注意事項

畏寒、便溏患者忌用。

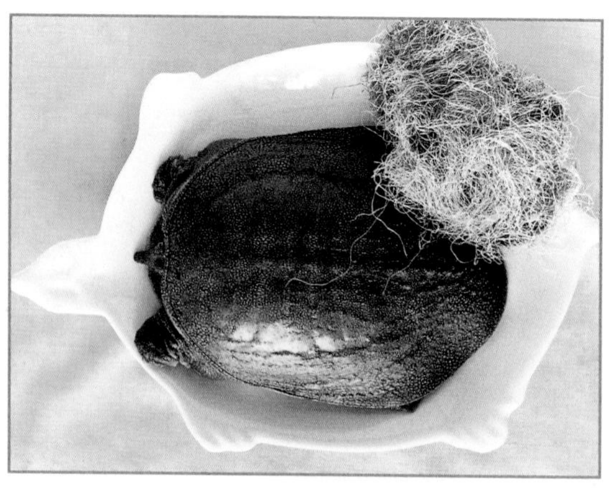

甲魚又名元魚，含有大量的蛋白質，還含有脂肪、維生素等多種營養物質。甲魚能促進血液循環，抑制腫瘤細胞生長，提高機體免疫功能。

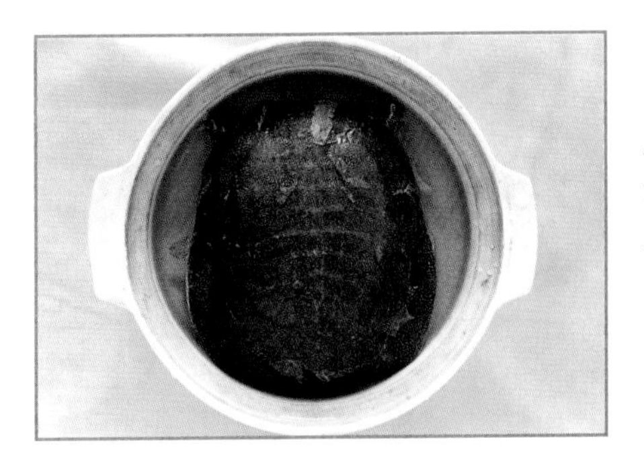

將甲魚去頭、爪，在沸水中燙10分鐘；玉米鬚洗淨裝入紗布袋中。

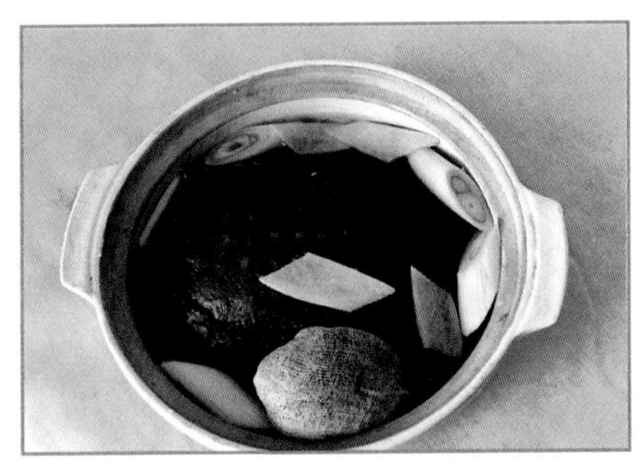

將裝玉米鬚的紗布袋與甲魚一起放入沙鍋中，加蔥、薑、鹽、黃酒，文火燉熟。

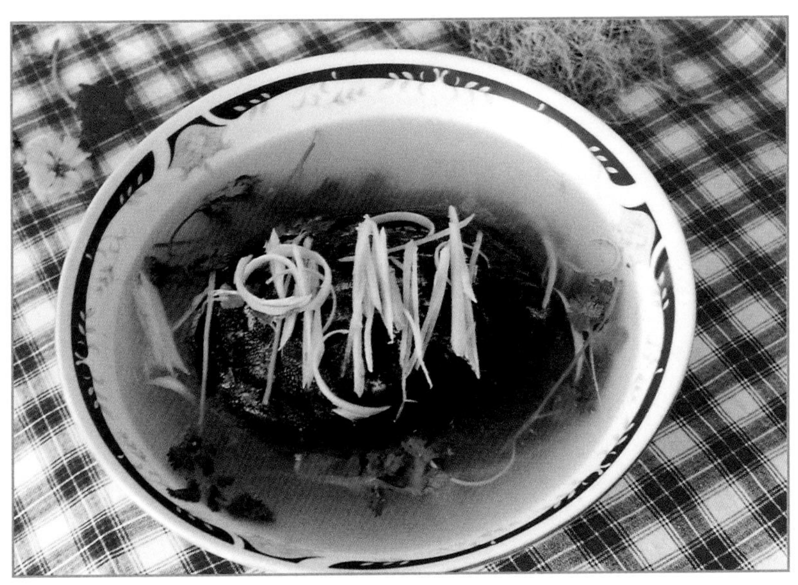

冬季飲食

1 牛肉燒蘿蔔

配料

牛肉100克，蘿蔔100克。

作料

醬油15克，料酒3克，葱1克，薑5片。

製作

將牛肉洗淨切成塊；蘿蔔去皮，切成塊狀，用水焯一下；牛肉放入鍋中，加水燒至起白沫，加入醬油、葱、薑、料酒拌一下，加開水沒過牛肉，文火燉至八成熟，放入蘿蔔同燒至酥爛即成。

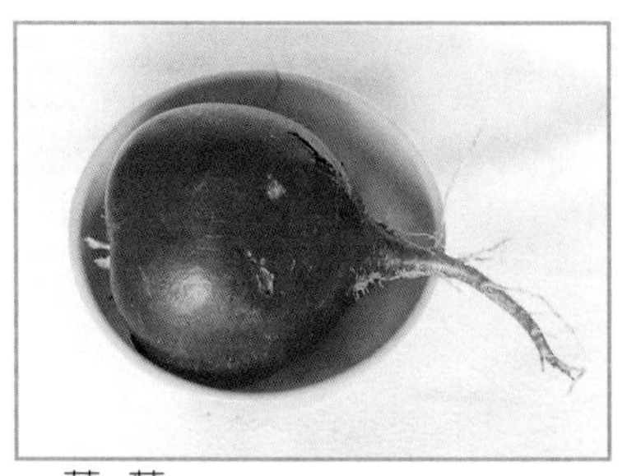

蘿蔔

功效

具有補脾益氣、消食開胃之功效。久病食欲不振、氣力不足、腰膝酸軟等患者皆可服用。

注意事項

牛肉的蛋白質含量較高，糖尿病、腎病患者應適當減量。

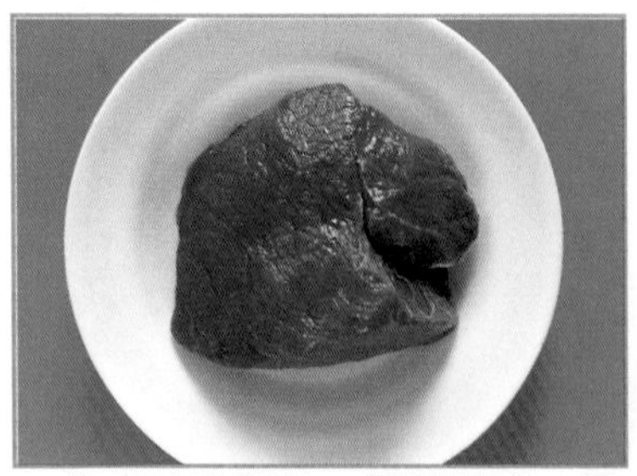

牛肉味道鮮美，營養豐富，具有補脾胃、益氣血、強筋骨的作用。

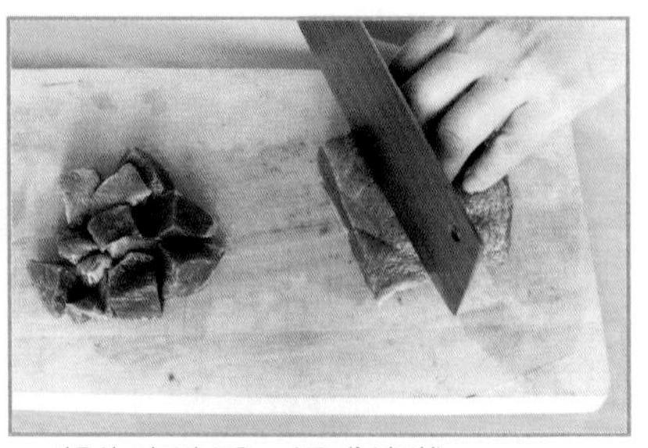

將牛肉洗淨，切成塊狀。

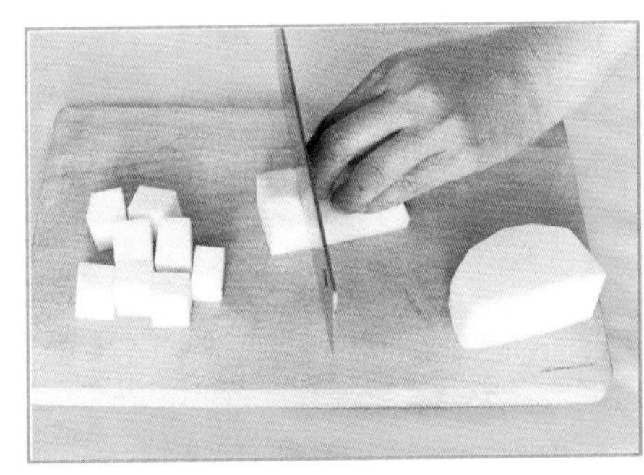

將蘿蔔洗淨，去皮，切成塊狀，用水焯一下。

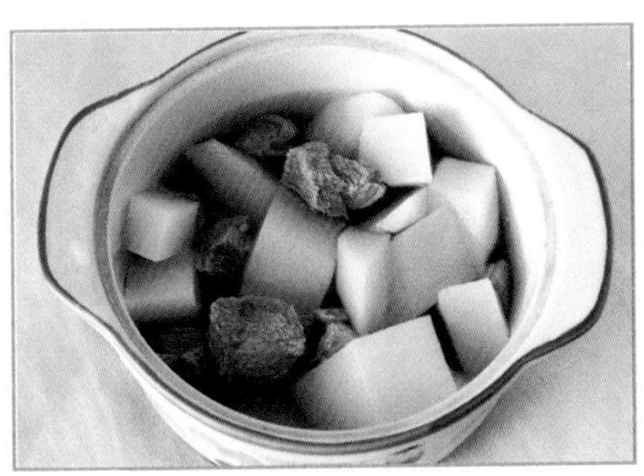

牛肉放入沙鍋中，加適量水，煮開後撇去浮沫，再加入醬油、薑、蔥、料酒，文火燉至熟，再加蘿蔔燉至酥爛即可。

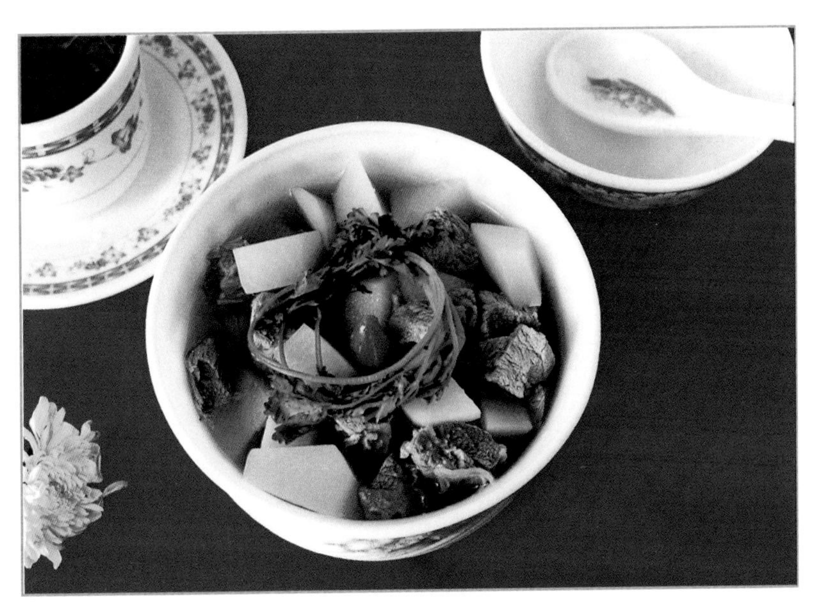

2 羊肉炒冬瓜

配料

羊肉片50克，冬瓜100克。

作料

烹調油7克，食鹽4克，味精1克，醋、胡椒粉、葱、薑少許，料酒少許，香菜末少許。

製作

將冬瓜切成3厘米見方的片狀；鍋內放油加熱，放入葱、薑末熗鍋，放入適量清水，燒開，放入冬瓜、食鹽、料酒，大火將冬瓜煮至八成熟，放入羊肉片，中火煮熟，放醋、胡椒粉、味精、香菜等調味即可。

功效

羊肉熱量較高，能益氣補虛、溫中暖下。冬天吃羊肉可促進血液循環，並能增溫禦寒。此膳方能補脾和胃、益腎利水。對糖尿病而致的食欲不振、畏寒水腫者較宜。

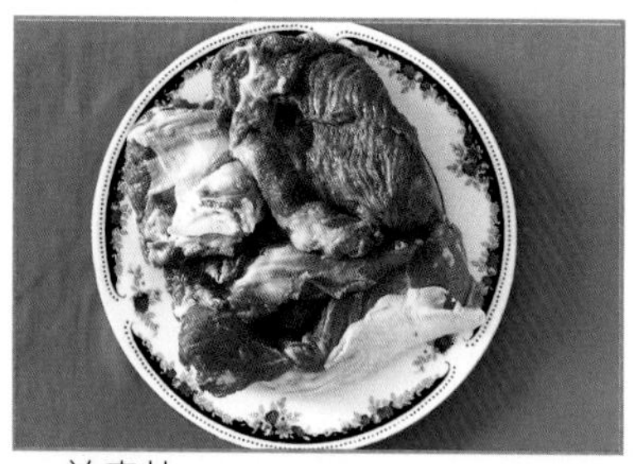

羊肉片

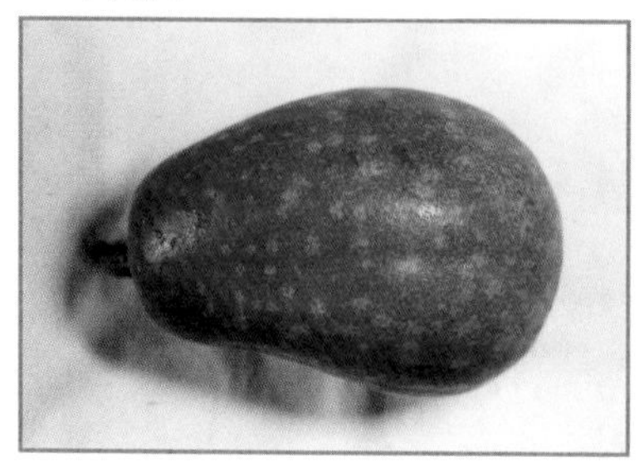

冬 瓜

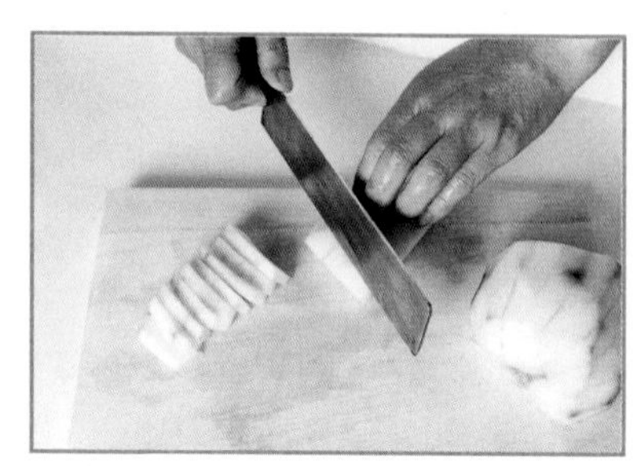

將冬瓜洗淨，削皮，切成片狀。

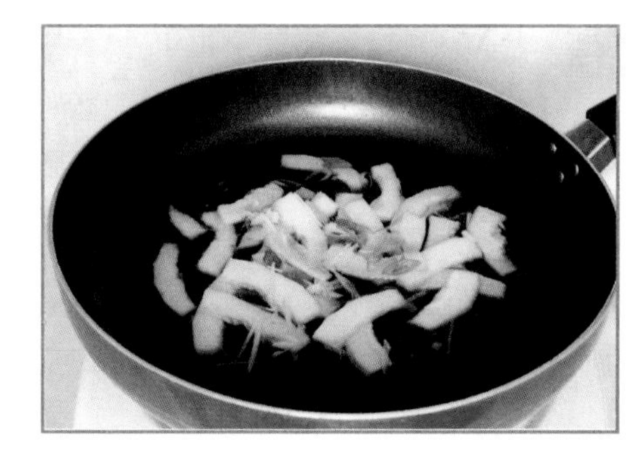

炒鍋中放油，加熱，放入葱、薑爆鍋，加適量清水，燒開，放入冬瓜片、食鹽、料酒。

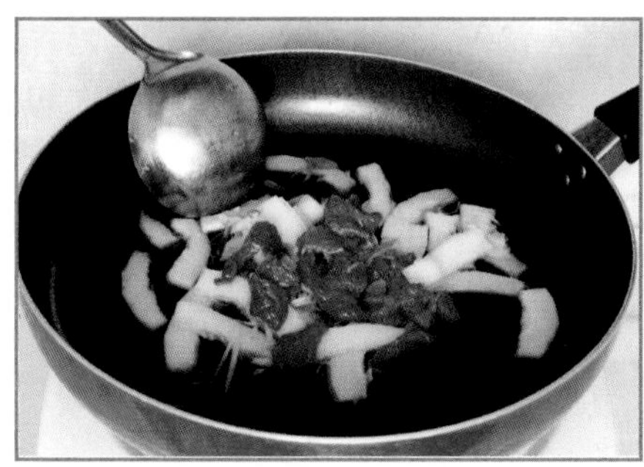

待冬瓜片煮至八成熟時，放入羊肉片，中火煮熟，加醋、胡椒粉、味精、香菜即可出鍋。

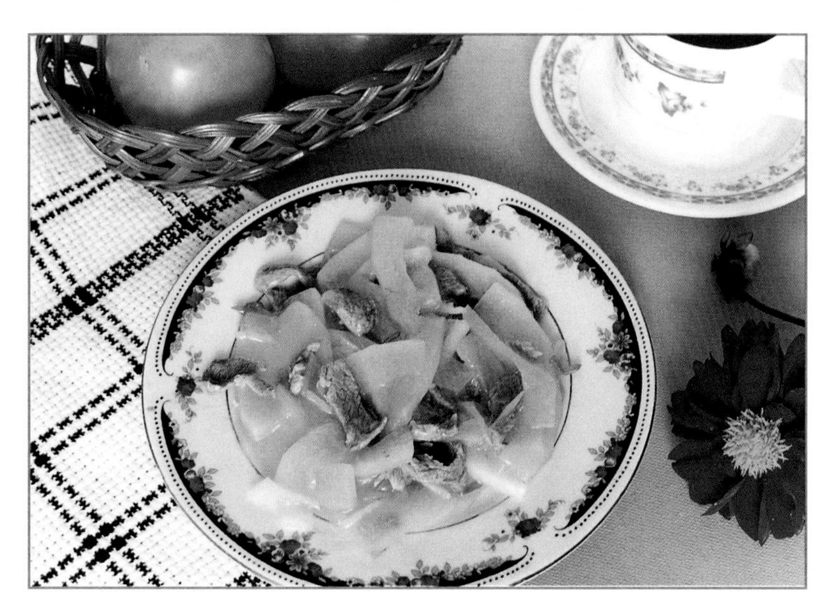

3 甲魚滋腎湯

配料

甲魚1隻，枸杞子30克，熟地黃15克。

作料

油、鹽、料酒、葱、薑少許。

製作

將甲魚放入沸水中燙死，去頭、爪，掏去內臟，放入鍋中，加入枸杞子、地黃，先用武火燒開後改用文火燉爛即可。

功效

具有滋補肝腎、益氣養血之功效。用於渾身沒勁、目乾口渴、尿量多的糖尿病患者。

功用

對糖尿病周圍神經病變、血管病變有一定療效。

注意事項

多食易致大便稀溏。

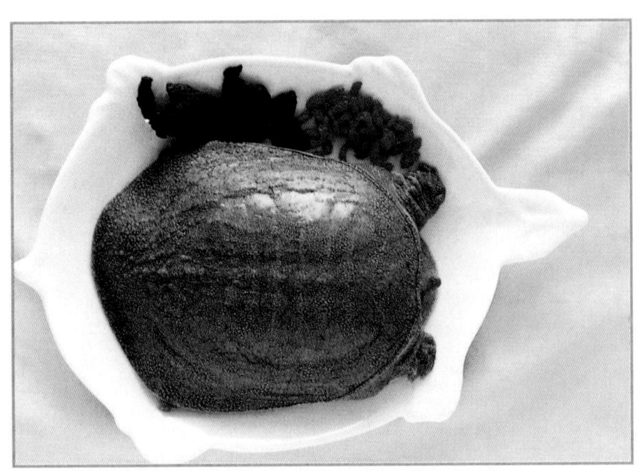

甲魚營養豐富，能增加人體免疫力；枸杞子可以補腎益精；熟地黃則滋陰補血。

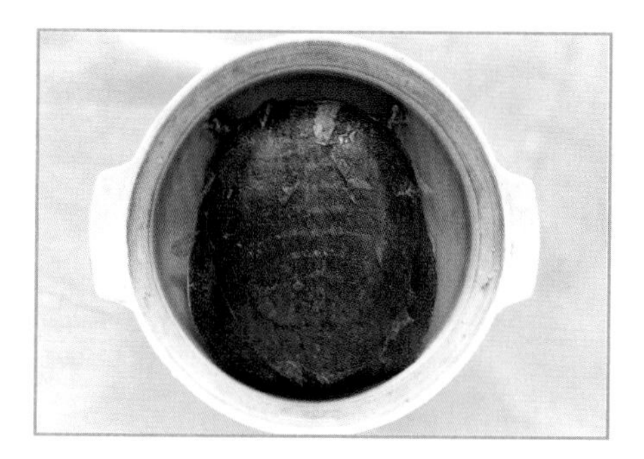

將甲魚在沸水中燙死，去頭、爪。

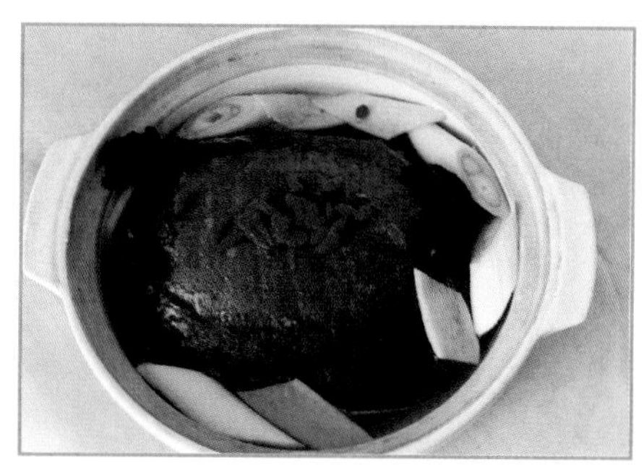

將甲魚放入鍋中，加入枸杞子、地黃，用武火燒開後，改用文火燉爛即可。

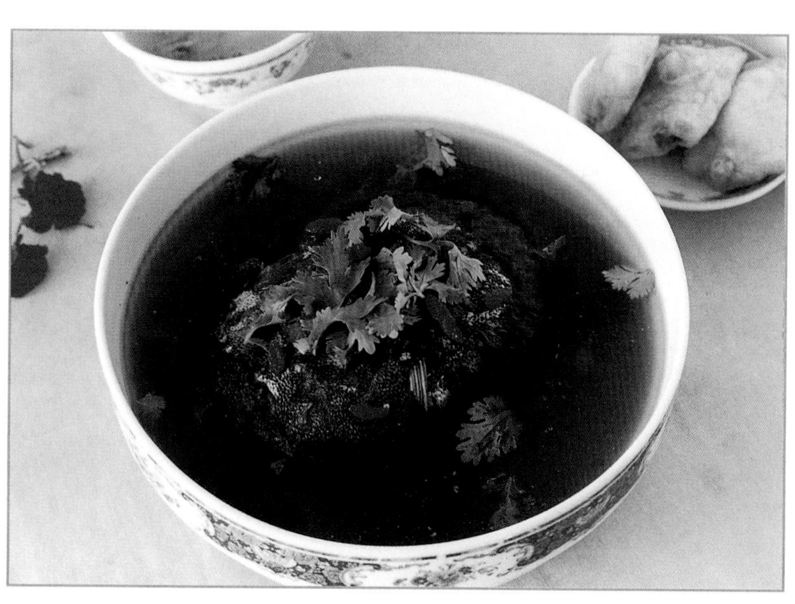

4 蕹菜玉米鬚湯

配料

蕹菜（空心菜）100克，玉米鬚50克。

製作

將蕹菜洗淨去葉，切成3厘米長的段狀；玉米鬚洗淨，以水同煎煮湯。

功效

適用於糖尿病而致的熱盛口渴、多飲、善飢等症狀的治療，還可中和冬季燥熱飲食的熱毒。蕹菜富含各種營養物質和維生素、礦物質等。而且，據有關文獻報道，紫色蕹菜中含有胰島素樣物質，用於治療糖尿病，長期服用有一定療效。

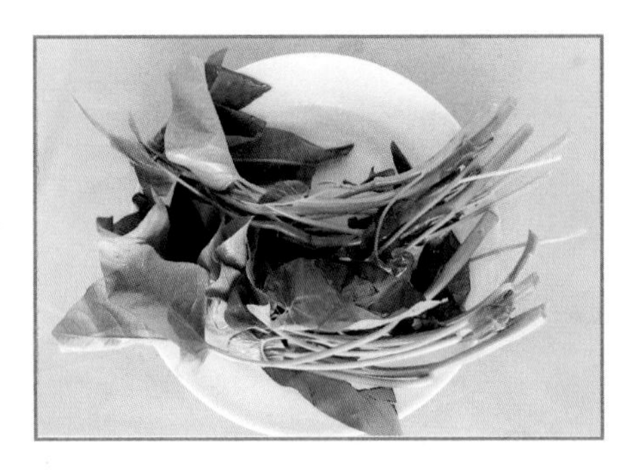

蕹菜又名空心菜，含有多種維生素，具有清熱涼血、解毒消癰的作用。

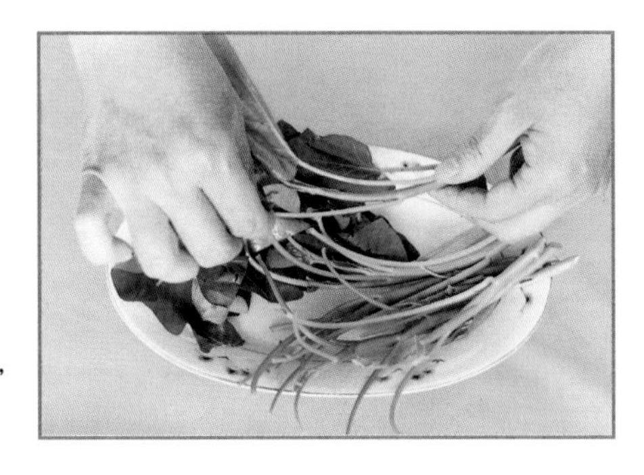

將蕹菜洗淨，擇去葉。

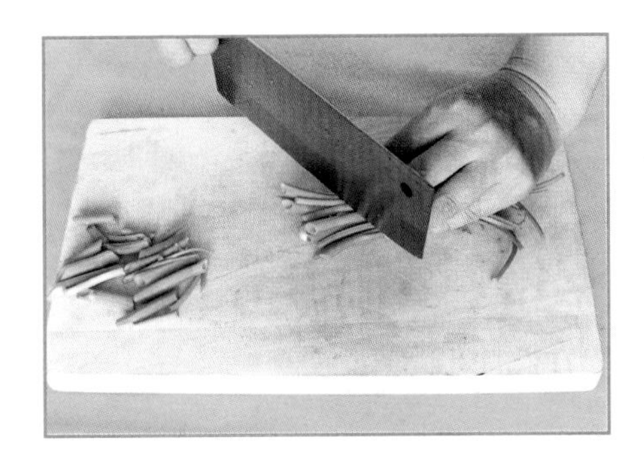

將蕹菜切成3
厘米長段狀

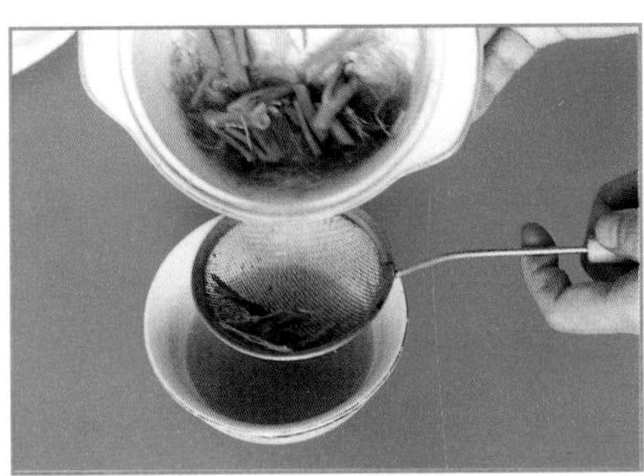

將玉米鬚洗
淨，與蕹菜一
起煎煮30分
鐘，過濾。濾
液稍加作料即
可服用。

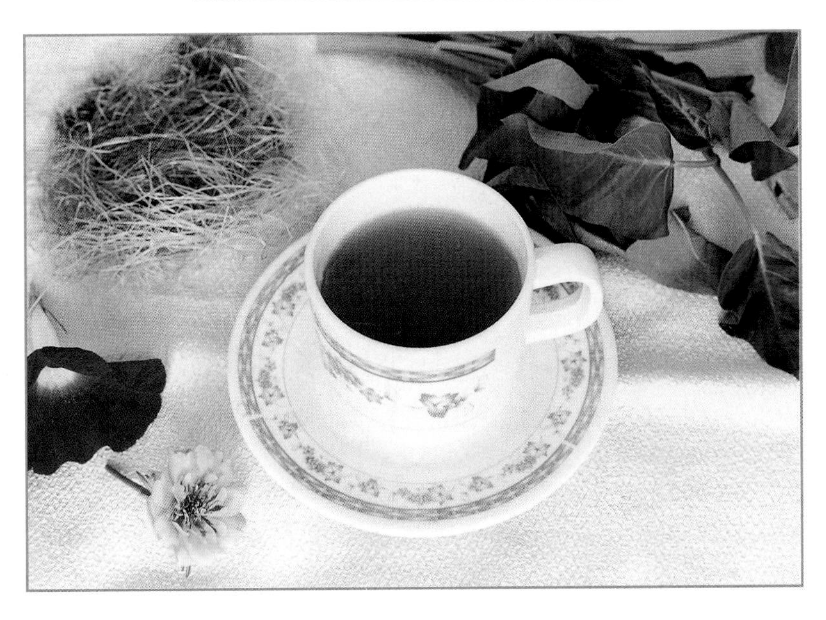

5 羊肉南瓜煲

配料

羊肉150克，南瓜150克。

作料

油、鹽少許。

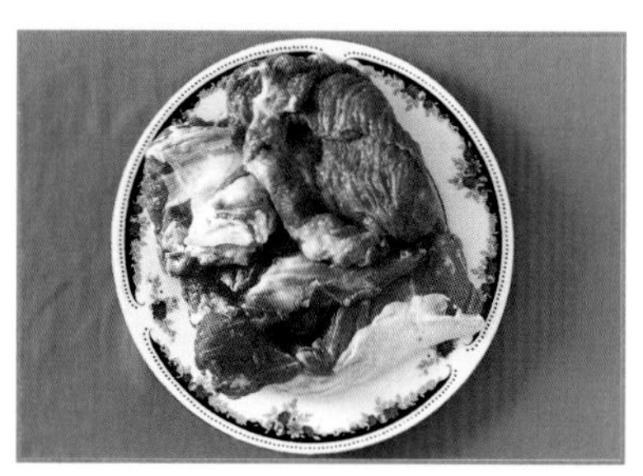
羊肉

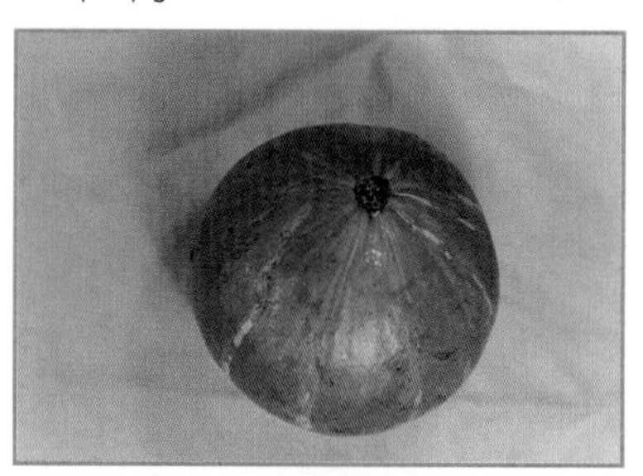
南瓜

製作

將羊肉及南瓜洗淨，切塊，羊肉放入沙鍋中加水適量，用文火燉至半熟，加入南瓜塊，待至燉熟，溫熱時食用。每次50～80克。

功效

具有溫中補血的功效。南瓜含有甘露醇的成分，對於糖尿病、高血壓患者有輔助治療作用。同時對改善糖尿病多飲、多食具有療效，但是否降血糖作用則有待進一步研究。據報道，南瓜還有一定的防癌作用。

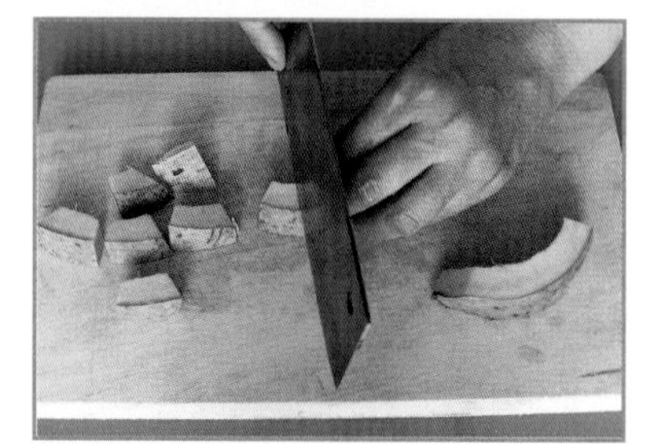
將南瓜洗淨，切塊。

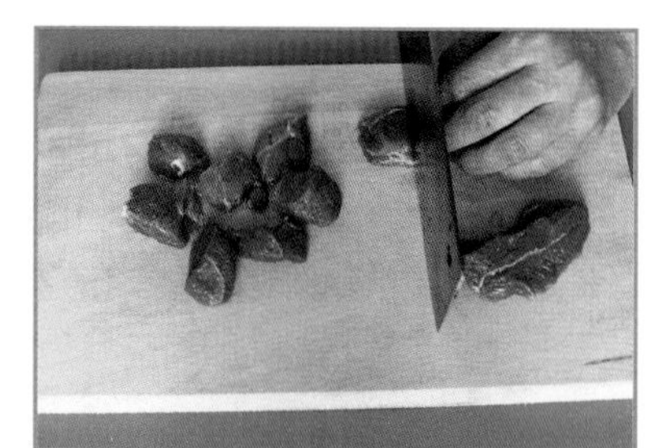
將羊肉洗淨，切塊。

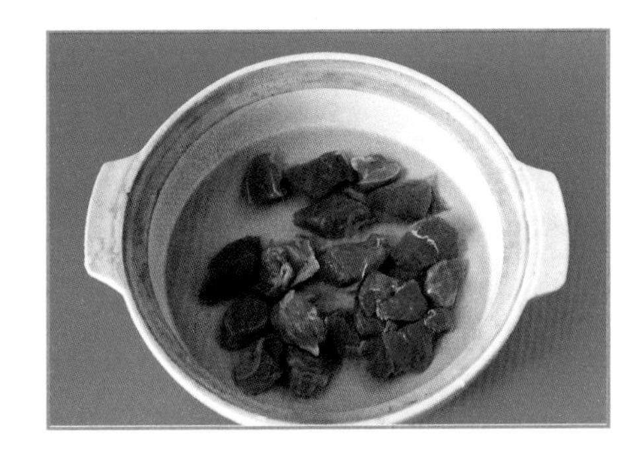

先將羊肉放入沙鍋中，加適量水燉至半熟。

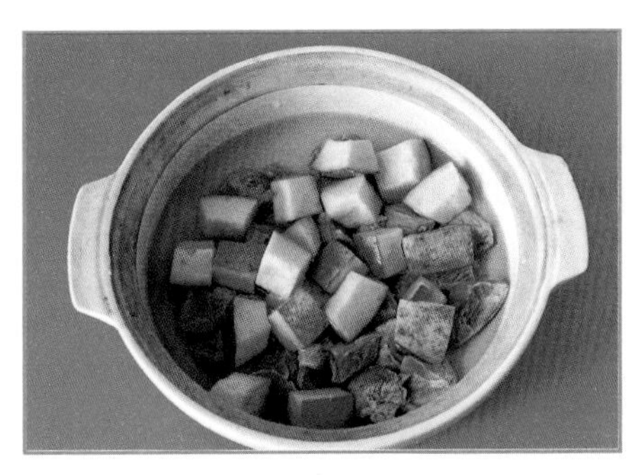

當羊肉燉至半熟時，加南瓜，燉熟時放適量調味料。

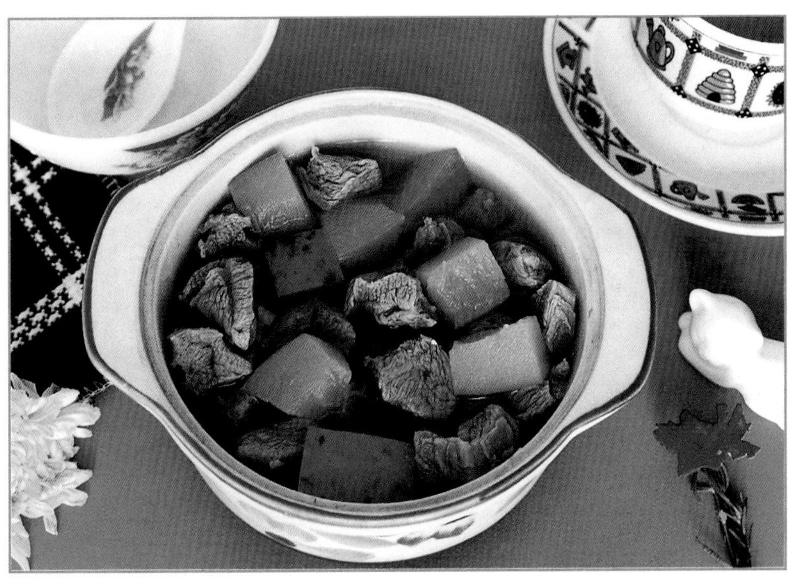

6 山楂粥

配 料

山楂15克，粳米50克。

作 料

砂糖少許。

製 作

將山楂洗淨，放入沙鍋中熬煮，煎取濃汁100毫升，再加水適量，放入粳米煮粥，待粥熟後加入砂糖少許即可。

功 效

山楂能降血壓、降低膽固醇。此膳方具有健胃降脂的作用，可用於糖尿病合併高脂血症、冠心病、高血壓的患者。

注意事項

血糖控制不理想時，可去砂糖。

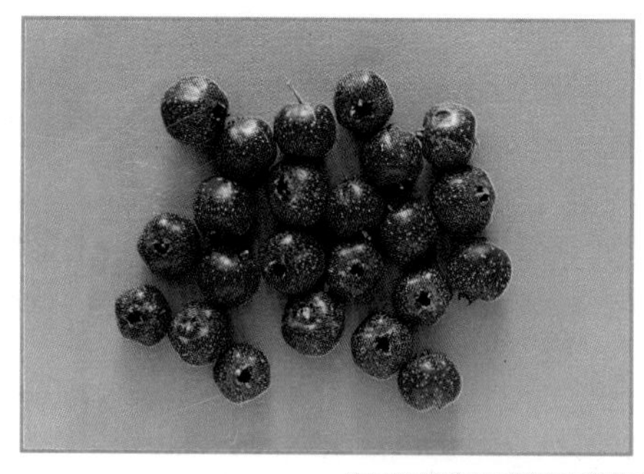

山楂能降脂、降壓，但脾胃虛寒者應少食。

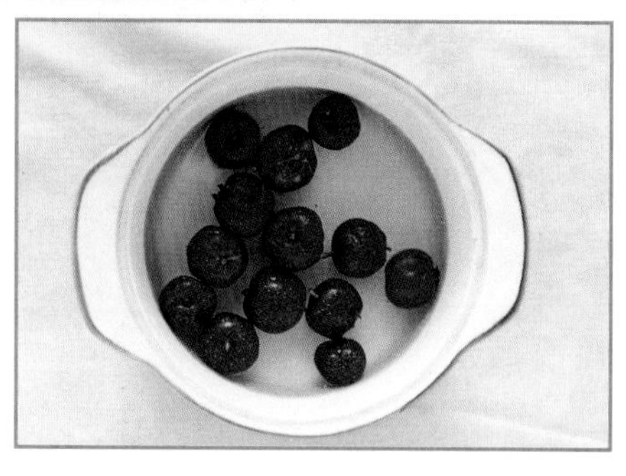

將山楂洗淨，放入沙鍋中，煎煮30分鐘。

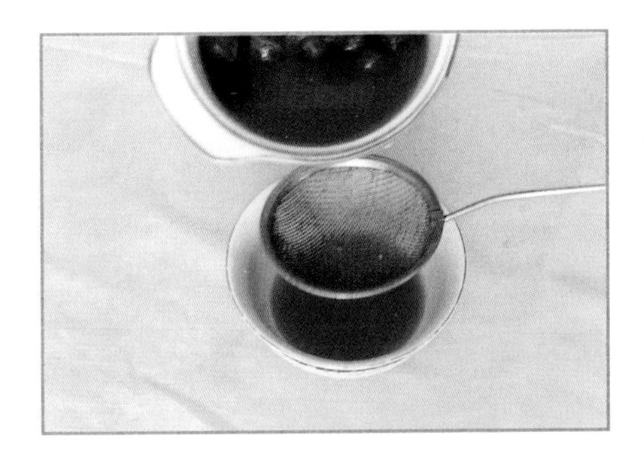

將煮好的山楂過濾

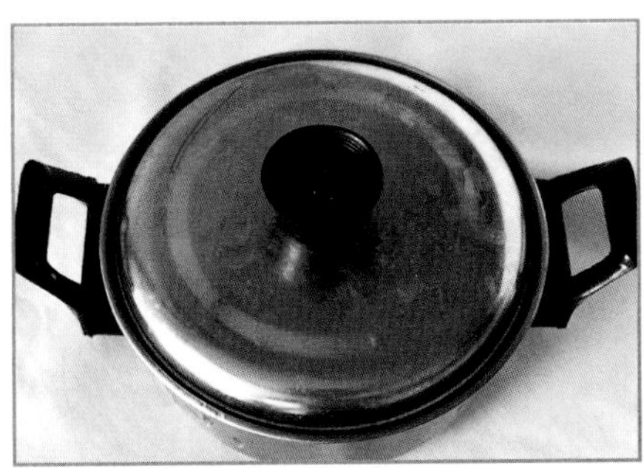

加水適量，放入粳米，煮至粥熟。

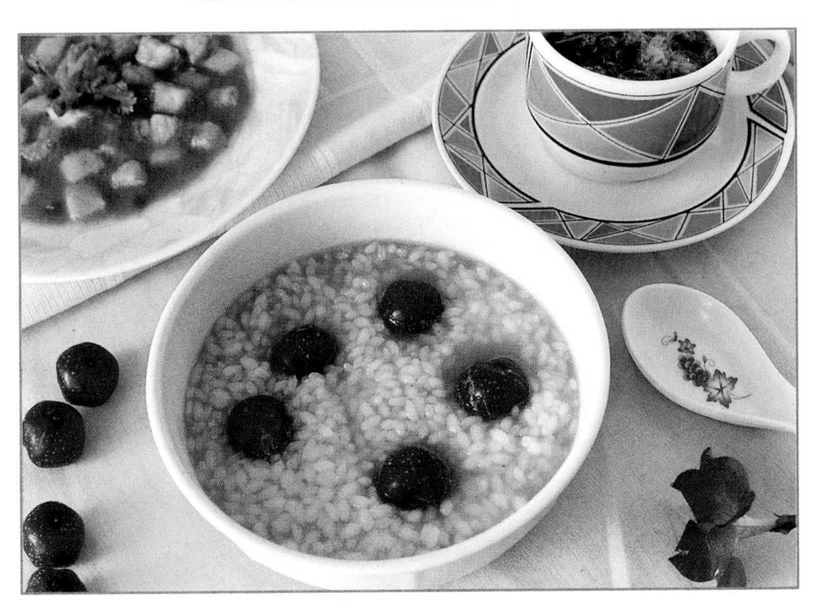

7 玄參菠菜粥

配料

玄參20克，菠菜100克，粳米150克。

作料

鹽少許。

製作

將玄參用刀切碎，放入鍋中加水1500毫升，用猛火煮沸30分鐘後，用乾淨紗布濾汁，取汁放入粳米煮熟後，將菠菜洗淨切碎，放入鍋內用文火煮熟即可。

功效

用於糖尿病而致的口乾、多飲、多食、多尿、消瘦等症。具有清熱潤燥、生津止渴之功效。

注意事項

久食會導致大便溏稀。菠菜含草酸較多，與含鈣豐富的食物共烹，容易形成草酸鈣，對人體不利，故烹調時應加以注意。

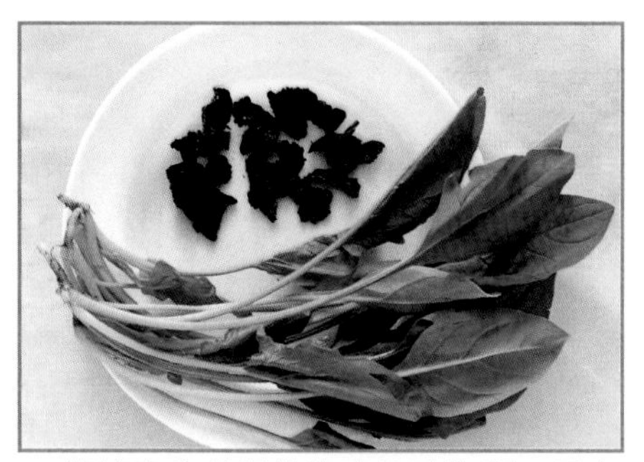

菠菜富含多種維生素及礦物質，具有補血止血及潤腸通便的作用。

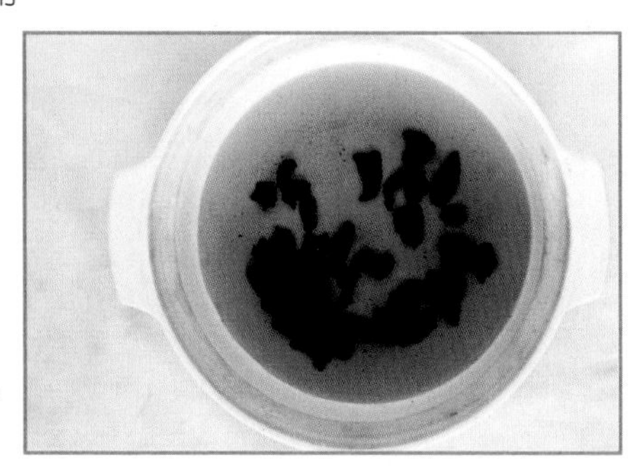

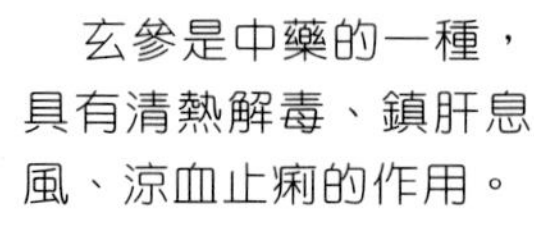

玄參是中藥的一種，具有清熱解毒、鎮肝息風、涼血止痢的作用。

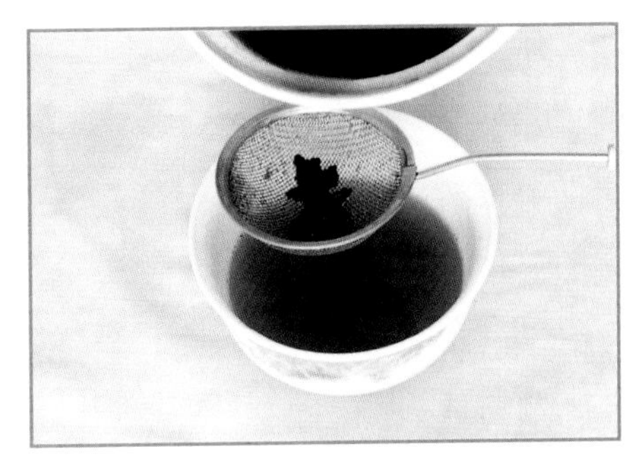

將煎煮後的玄參過濾，取濾液，備用。

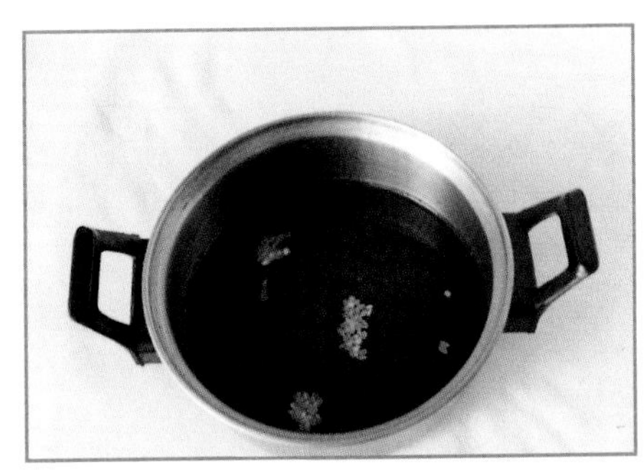

將粳米淘洗乾淨，用濾液煮至米熟，加入切碎的菠菜，煮開即可。

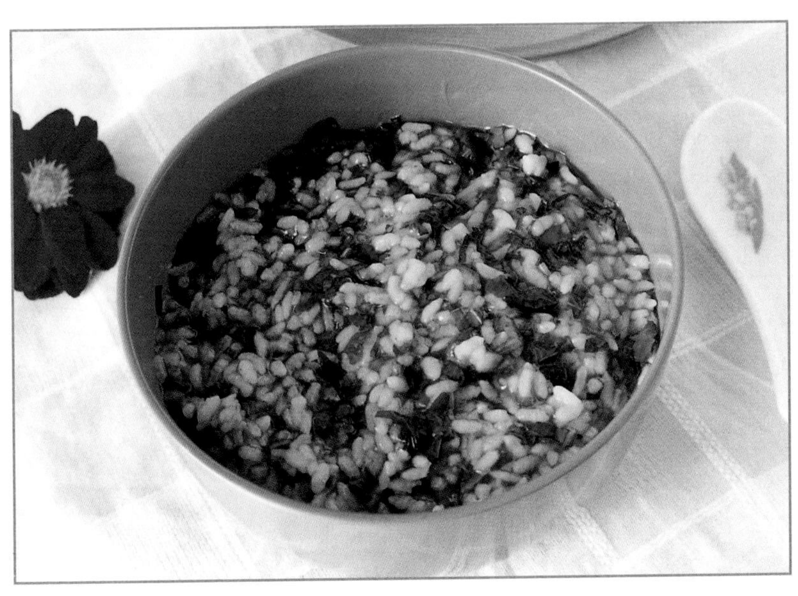

8 枸杞山藥豬骨湯

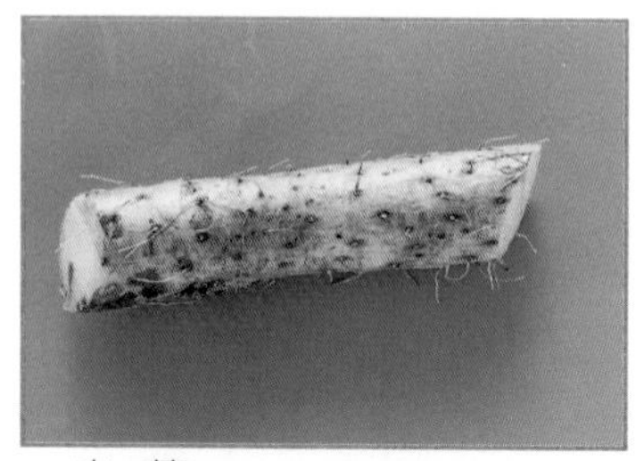

山 藥

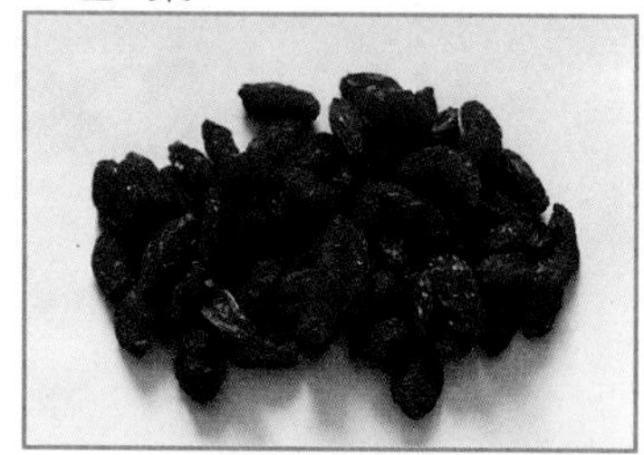

枸杞子

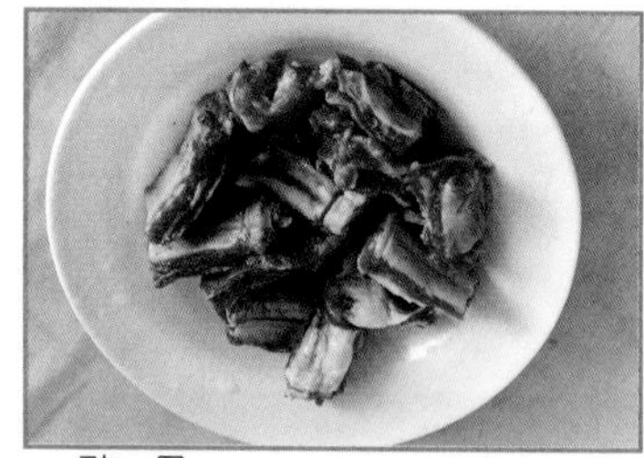

豬 骨

配 料

枸杞子15克，山藥100克，豬骨 200 克。

作 料

生薑 4 克，鹽、味精少許。

製 作

將鮮山藥去皮、洗淨、切片，備用 ；枸杞子洗淨，備用；豬骨洗淨，斬成數塊；薑洗淨，切絲。將豬骨及薑絲放入沙鍋內，加水適量，先用猛火煮沸，後加入枸杞子及山藥，改用文火慢熬約1 小時，加入鹽及味精調味即可。

功 效

具有滋肝腎、益精髓、補氣血、強筋骨及生津止渴之功效。常用於糖尿病而致的腰膝酸軟乏力、眩暈耳鳴、視物昏花、口乾多飲等症狀。

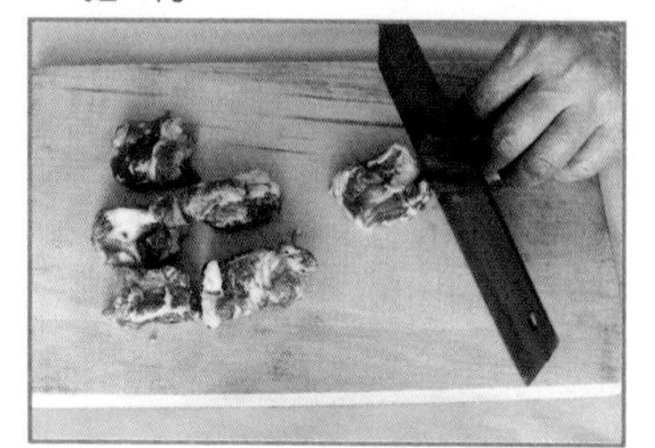

將豬骨洗淨，切成數塊。

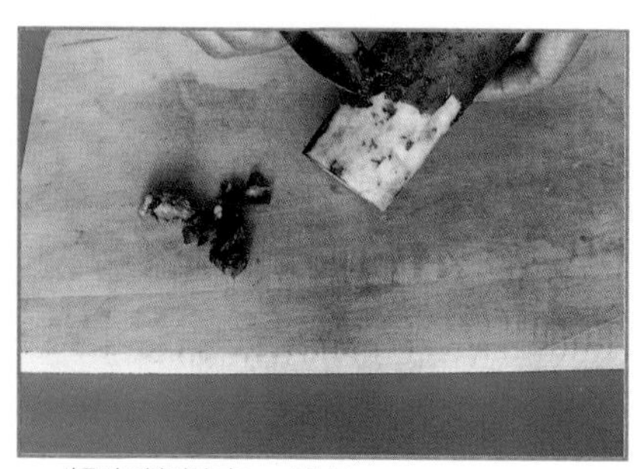

將山藥削皮，切片。

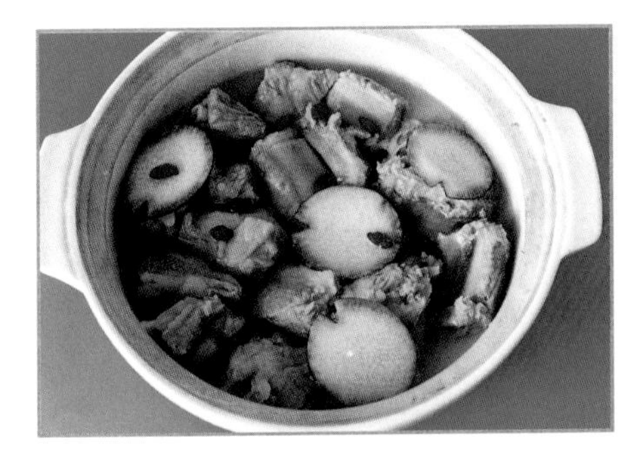

將豬骨與薑絲放入沙鍋，加水適量，先用猛火煮沸，撇去浮沫。

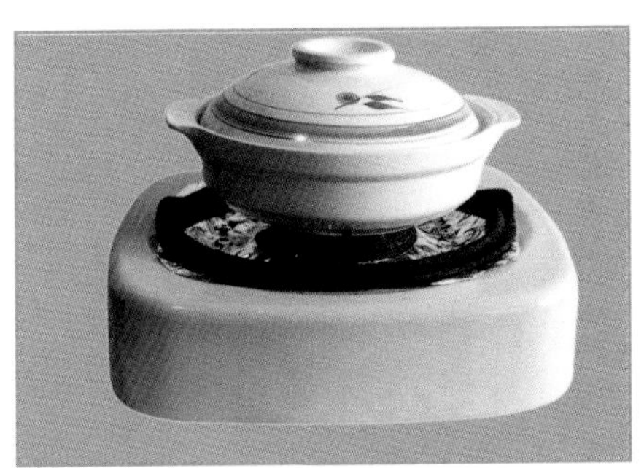

放入枸杞子和山藥，用文火熬約1小時，加調料即可。

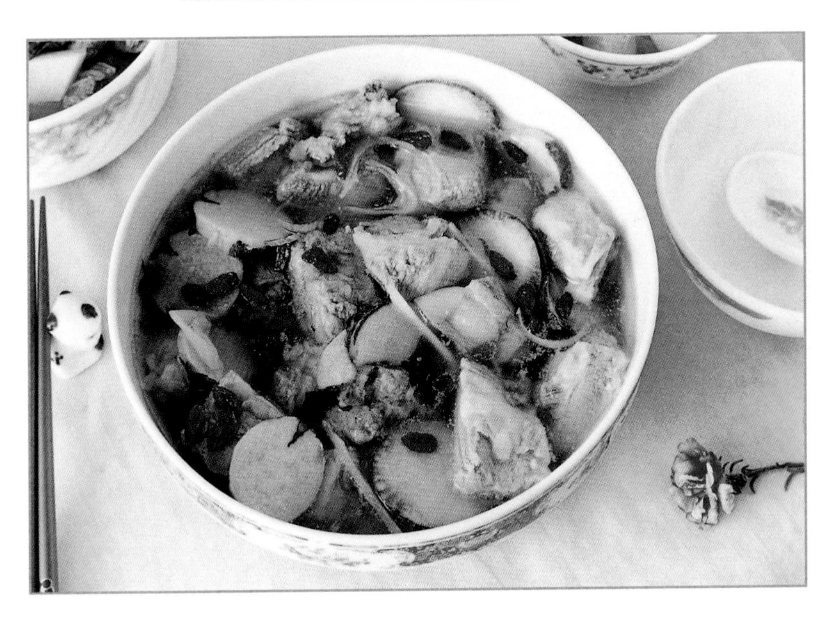

9 枸杞燉豬肝

配料

枸杞子15克，豬肝40克。

作料

食鹽、味精少許。

製作

將枸杞子洗淨；豬肝洗淨，切薄片。將上述配料放入沙鍋中，加清水適量，武火煮沸，改用文火煮30分鐘，撇去湯麵泡沫，放入食鹽及味精調味即可。

功效

豬肝含有豐富的鐵質，可補血、養肝、明目。枸杞子能補腎益精，與豬肝共用可以補精血、益肝腎。此膳方具有滋補肝腎、清心火之功效。用於糖尿病而致的心悸、視物模糊、頭暈、失眠等症。

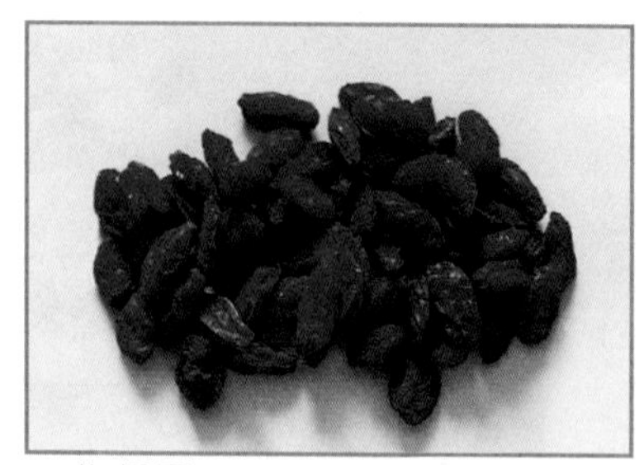
枸杞子

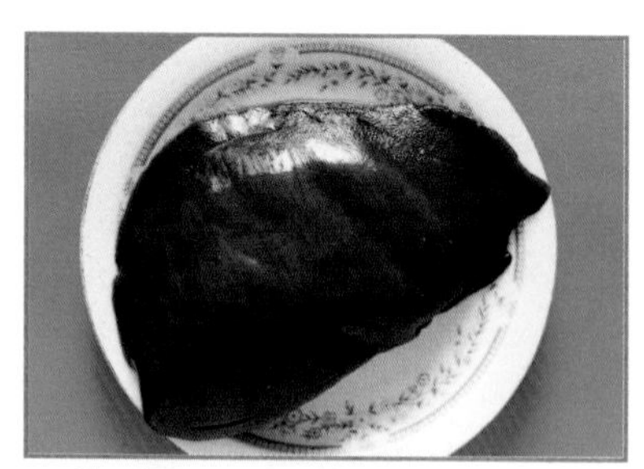
豬 肝

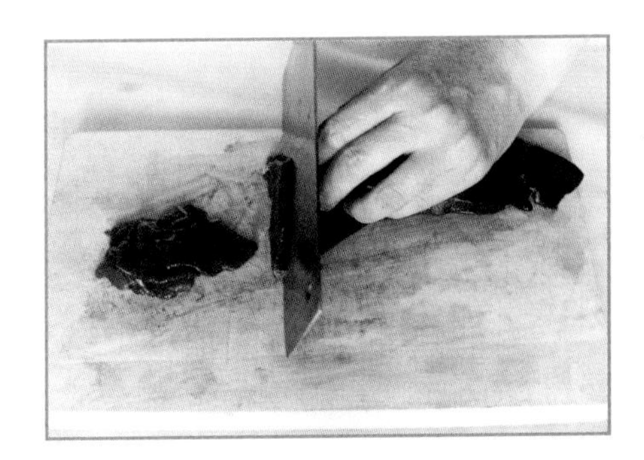

將豬肝洗淨，切成薄片。

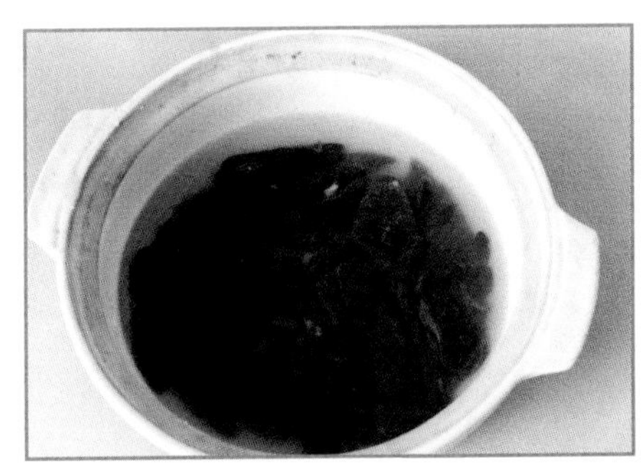

將豬肝片與洗淨的枸杞子放入沙鍋中，加適量清水，武火煮沸後，用文火煮30分鐘，加入調味料即可。

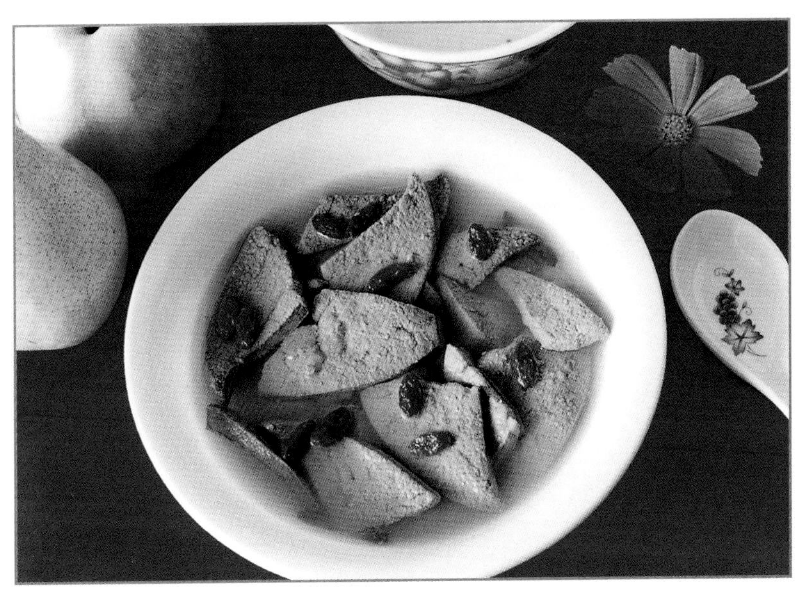

10 栗子山藥粥

配料

山藥100克，栗子50克，粳米200克。

製作

將山藥去皮，洗淨切片，與栗子、粳米放入鍋中，加水適量，用文火煮熟即可。

功效

具有補益脾胃、滋陰之功效。可用於糖尿病中出現的口乾、食欲不振的症狀。

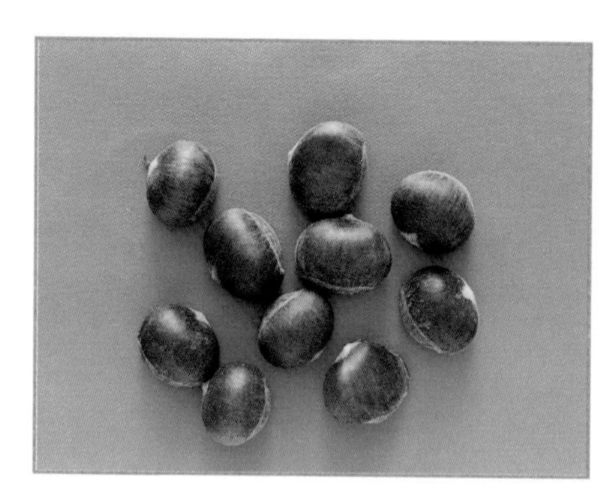

栗子具有健脾益胃、補腎強筋、活血止血作用。

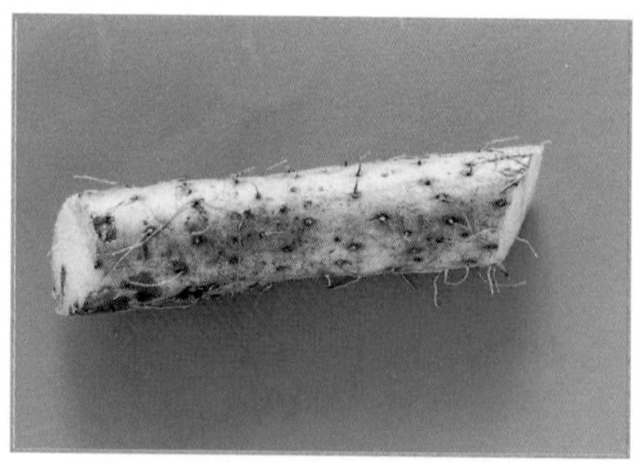

山藥能補肺氣，固腎益精

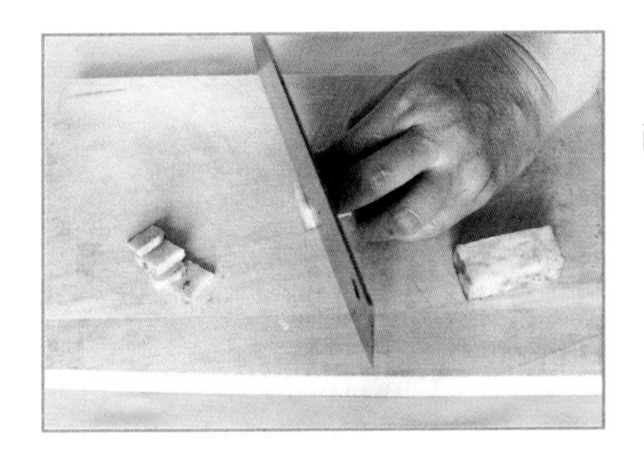

將鮮山藥洗淨，削去皮，切成片。

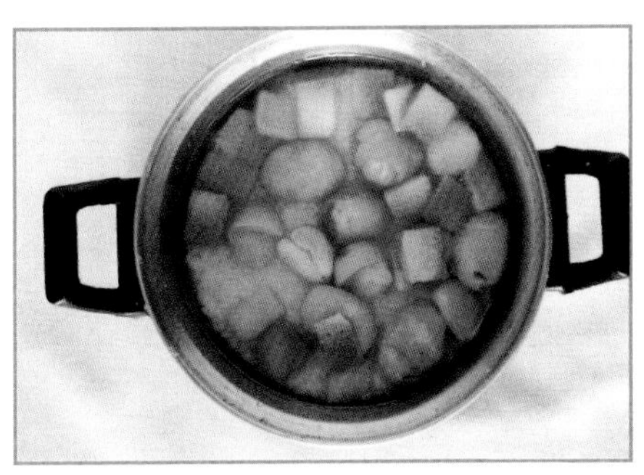

將栗子去皮，與山藥片、粳米一同放入鍋中，加適量水，煮至米爛為止。

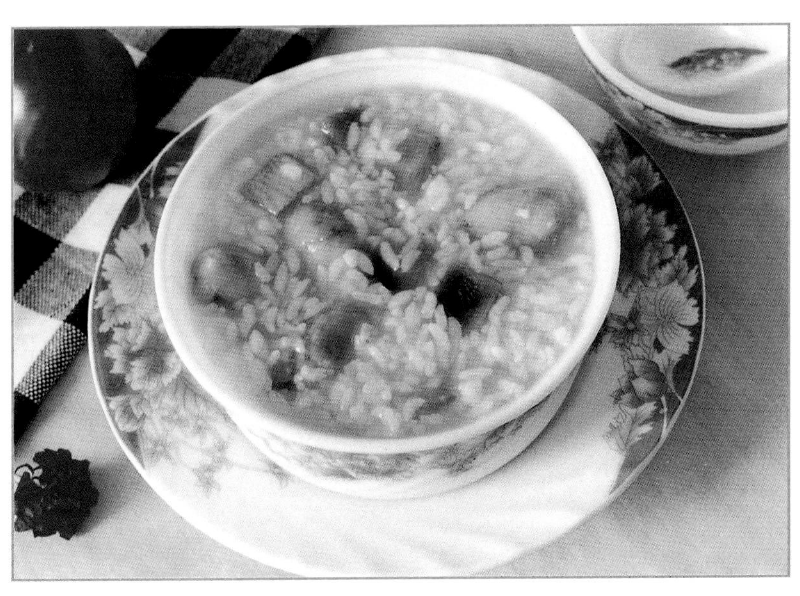

附錄

一、各種水產品食用時配伍禁忌

鱔魚

1. 忌豬肉。
2. 忌荊芥，同食令人吐血。
3. 青色鱔魚有毒，黃色無毒。有毒鱔魚一次吃250克，可致死。

鱉肉

1. 忌豬肉、鴨肉、鴨蛋、雞蛋、莧菜。
2. 忌與薄荷同煮。

鯉魚

忌朱砂、葵菜、豬肝。

螃蟹

1. 忌與柿子等含鞣酸食物同食。
2. 忌荊芥，同食令人抽筋。

牡蠣肉

忌與糖同食。

鯽魚

1. 忌芥菜，同食易發水腫。
2. 忌豬肝、鹿肉、豬肉、砂糖、山藥、厚朴、麥冬、甘草。

青魚

1. 忌用牛、羊油煎炸。
2. 不可與荊芥、白朮、蒼朮同食。

鯰魚

1. 忌與牛肝同食。
2. 忌用牛、羊油煎炸。
3. 不可與荊芥同用。

帶魚、平魚、銀魚、黃花魚

1. 禁用牛、羊油煎炸。
2. 凡海味均禁甘草。
3. 反荊芥。

海鰻魚

不可與白果、甘草同食。

田螺

忌與香瓜、木耳、蛤蚧、冰糖、四環素同食。

海帶

忌與甘草同食。

蝦

1. 嚴禁同時服用大量維生素C，否則，可生成三價砷，能致死。
2. 忌與雞肉、豬肉、糖同食。

二、各種調味品食用時配伍禁忌

葱

1. 忌楊梅、蜜糖，同食易氣壅胸悶。
2. 忌棗、常山、地黃。

蒜

1. 一般不與補藥同服。
2. 忌蜜、地黃、何首烏、牡丹皮。

花椒

忌防風、附子、款冬。

醋

1. 忌丹參、茯苓。
2. 忌壁虎，同食可致死。

蜜

1. 忌與葱、蒜、韭菜、萵苣同食，不然易引起腹瀉。
2. 忌地黃、何首烏。

糖

1. 不可與竹筍同煮。
2. 忌蝦、田螺、牡蠣肉。

三、飲用酒茶時配伍禁忌

酒

忌與汽水、啤酒、咖啡同飲，不然對胃腸、肝、腎臟器官有嚴重的損害。

茶

1. 貧血病人服用鐵劑時，忌飲茶。飲茶降低藥效，還可引起胃腸疼痛、腹瀉或大便秘結等負作用。
2. 服人參等滋補藥品時忌用。
3. 隔夜茶不宜飲用。

四、各種肉類食用時配伍禁忌

豬肉

1. 忌與鵪鶉同食，同食令人面黑。
2. 忌與牛肉、羊肝、鴿肉、鯽魚、蝦、鱉同食，同食令人滯氣。
3. 忌與蕎麥同食，同食令人落毛髮。
4. 忌與菱角、黃豆、蕨菜、桔梗、烏梅、百合、巴豆、大黃、黃連、蒼朮同食。

豬腦髓

1. 若與酒、鹽同食，影響男子性功能。
2. 因其膽固醇含量為豬身之最，故高血壓、冠心病、腎炎、高血脂、動脈硬化等患者均應忌吃。

豬肝

1. 忌與蕎麥、黃豆、豆腐同食，同食發痼疾。
2. 忌與魚類同食，否則令人傷神，易生癰疽。

豬肺

忌與花菜同食，同食則令人氣滯。

豬血

1. 忌黃豆，同食令人氣滯。
2. 忌地黃、何首烏。

豬油

忌與梅子同食。

牛肉

1. 不可與魚肉同烹調。
2. 不可與栗子、黍米、蜜同食。

牛肝

忌鮑魚。

羊肉

1. 不可與南瓜、豆醬、蕎麥麵、乳酪、梅乾菜、赤小豆同食。
2. 忌銅、丹砂。

羊心　羊肝

忌與生椒、梅、赤小豆、苦筍同食。

雞肉

1. 老雞雞頭不能吃，因毒素滯留在腦細胞內，故民間有“十年雞頭生砒霜”的說法。
2. 忌與糯米、芥末、菊花、胡蒜、鯉魚、李子、鱉魚、蝦同食。

鴨肉

1. 反木耳、胡桃。
2. 不宜與鱉肉同食。

鵝肉

忌與鴨梨同食。

鹿肉

忌與雉雞、魚蝦同食。

鵪鶉肉

忌與豬肉、木耳同食。

雉雞（野雞）

忌與木耳、胡桃、蕎麥同食。

野鴨

不可與木耳、核桃、蕎麥同食。

鷓鴣肉

不可與竹筍同食。

五、各種蔬菜食用時配伍禁忌

蘿蔔

1. 嚴禁與橘子同食，同食患甲狀腺腫。
2. 忌何首烏、地黃、人參。

胡蘿蔔

不宜和某些果、菜同吃，如西紅柿、蘿蔔、辣椒、石榴、萵苣、木瓜等。最好單獨吃或與肉類烹調。因胡蘿蔔含有分解酶，可使其他果菜中的維生素喪失殆盡。

黃瓜

不宜和維生素C含量高的蔬菜如西紅柿、辣椒等同烹調，因黃瓜含有分解 ，能破壞西紅柿中的維生素C。

甘薯（紅薯、白薯、地瓜、山芋）

1. 不能與柿子同食，二者相聚會形成難溶性的硬塊即胃柿石，引起胃脹、腹痛、嘔吐，嚴重時可導致胃出血等，危及生命。
2. 不宜與香蕉同食。

韭菜

1. 不可與菠菜同食，二者同食有滑腸作用，易引起腹瀉。
2. 不可與蜜、牛肉同食。

竹筍

1. 不宜與豆腐同食，同食易生結石。
2. 不可與鷓鴣肉同食，同食令人腹脹。
3. 不可與糖同食。

茭白

不宜與豆腐同食，否則易形成結石。

菠菜

忌韭菜。

菜

忌與醋同食。

辣椒

忌與羊肝同食。

香菜

1. 不可與一切補藥同食。
2. 忌白朮、牡丹皮。

茄子

1. 忌與黑魚、蟹同食。
2. 老熟的茄子不宜食，易中毒。

南瓜

不可與羊肉同食，否則易發生黃疸和腳氣。

芹菜

忌同醋食，否則易損齒。

芥菜

忌與鯽魚同食，否則易引發水腫。

蕨菜

忌與黃豆、花生、毛豆等同食。

菜瓜

忌與牛奶、奶酪、魚類同食，否則易生疾病。

山藥

忌鯽魚、甘遂。

豆腐（豆漿）

1. 不要與牛奶同食。
2. 不要與菠菜同烹調。
3. 忌用豆漿沖雞蛋。
4. 忌與四環素同用。
5. 忌與茭白、竹筍同食。

木耳

1. 忌與雉雞、田螺、野鴨、鵪鶉肉同食。
2. 忌與四環素同服。

莧菜

不宜與菠菜、蕨粉同食。

苦菜

不可與蜜同食。

花生

忌蕨菜。

馬齒莧

忌鱉甲。

香瓜

忌與蟹、田螺、油餅同食。

六、各種水果食用時配伍禁忌

銀杏（白果）

1. 嚴禁多吃。嬰兒吃10顆左右可致命，三五歲小兒吃30～40顆可致命。
2. 忌與魚同吃。

棗

1. 忌與海鮮同食，否則令人腰腹疼痛。
2. 忌與蔥同食，否則令人臟腑不合，頭脹。

柿子

1. 忌與蟹同食，同食腹痛、大瀉。
2. 忌與紅薯、雞蛋同吃。

蘋果

不宜與海味同食（海味不宜與含有鞣酸的水果同食，否則易腹痛、惡心、嘔吐等）。

鴨梨

忌鵝肉。

橘子

忌與蘿蔔、牛奶同食。

柑子

忌與蟹同食。

山楂、石榴、木瓜、葡萄

1. 不宜與海鮮類、魚類同食。
2. 服人參者忌用。
3. 忌鐵器。
4. 忌與四環素同食。

桃子

忌與鱉肉同食。

香蕉

忌白薯。

楊梅

忌生蔥。

芒果

不可與大蒜等辛物同食。

杏

不宜與小米同食，否則令人嘔瀉。

七、各種蛋奶食用時配伍禁忌

雞蛋

1. 忌與柿子同食，同食可引起腹痛、腹瀉，易形成“柿結石”。
2. 民間有吃“毛蛋”之習，其實“毛蛋”中含有大量病菌，易中毒。

鴨蛋

忌李子、桑椹子、鱉肉。

牛奶

1. 牛奶中不宜放鈣粉。
2. 勿用牛奶沖雞蛋。
3. 不宜與巧克力、四環素同食。

八、各種穀物食用時配伍禁忌

大米（粳米）

不可與蒼耳同食，同食心痛。

小米（粟米）

1. 不可與杏同食，同食易使人嘔吐、泄瀉。
2. 氣滯者忌用。

黃豆

1. 忌豬血、蕨菜。
2. 服四環素時忌用。

綠豆

忌榧子。

黑豆

1. 忌與四環素同用。
2. 忌厚朴、蓖麻籽。

紅豆

1. 忌與米同煮，食之發口瘡。
2. 蛇咬傷，忌食百日。
3. 多尿者忌用。